Libro de migraña

Si puede averiguar dónde se localiza su dolor, esto puede ser esto puede ser la clave para averiguar por qué tienes el dolor. Este diario puede ayudarte a hacer un seguimiento de tus síntomas y encontrar un alivio eficaz o decidir si necesitas ayuda médica.

Libro de migraña

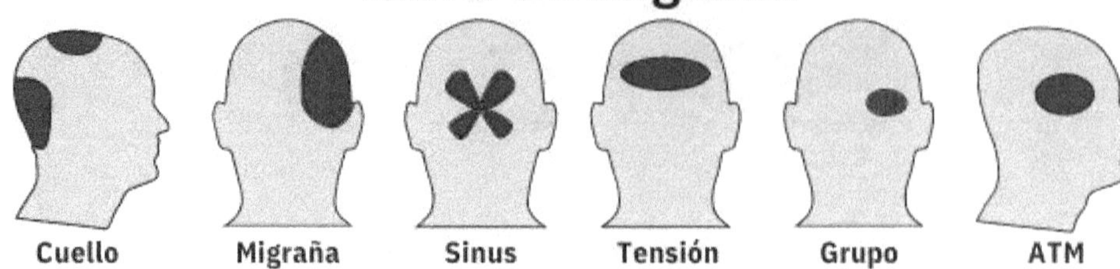

FECHA: _______________   TIEMPO [ ]: __________   __________

Intensidad del dolor

1	2	3	4	5	6	7	8	9	10

Disparadores

☐ Hambre	☐ Insomnio
☐ Luces brillantes	☐ Enfermedad
☐ Café	☐ Cansancio
☐ Estrés en el trabajo	☐ Olores/ Aromas
☐ Estrés en casa	☐ Movimiento
☐ comidas salteadas	☐ Tensión ocular
☐ Ansiedad	☐ _______________

Medidas de alivio

Medicación	
Agua	
Dormir	
Ejercicio	
Otros	
Otros	

Notas: _______________

Libro de migraña
Libro de migraña

Libro de migraña

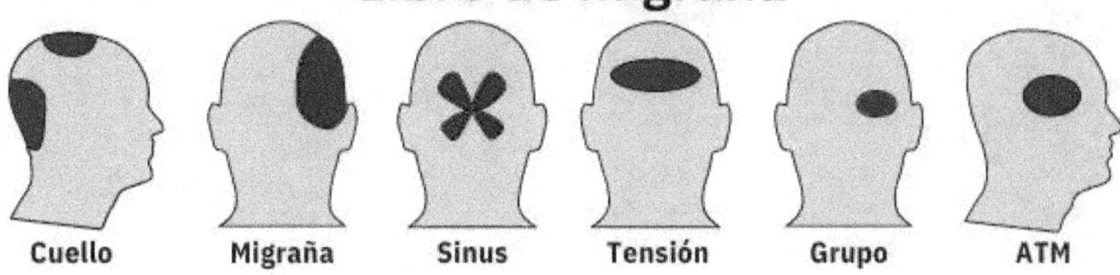

FECHA: _______________   **TIEMPO [ ]:** _________   _________

☐   ☐   ☐   ☐   ☐   ☐   🌡 _________

Intensidad del dolor

1	2	3	4	5	6	7	8	9	10

Disparadores

☐ Hambre	☐ Insomnio
☐ Luces brillantes	☐ Enfermedad
☐ Café	☐ Cansancio
☐ Estrés en el trabajo	☐ Olores/ Aromas
☐ Estrés en casa	☐ Movimiento
☐ comidas salteadas	☐ Tensión ocular
☐ Ansiedad	☐ ________________

Medidas de alivio

Medicación	
Agua	
Dormir	
Ejercicio	
Otros	
Otros	

Notas: ____

Libro de migraña

Libro de migraña

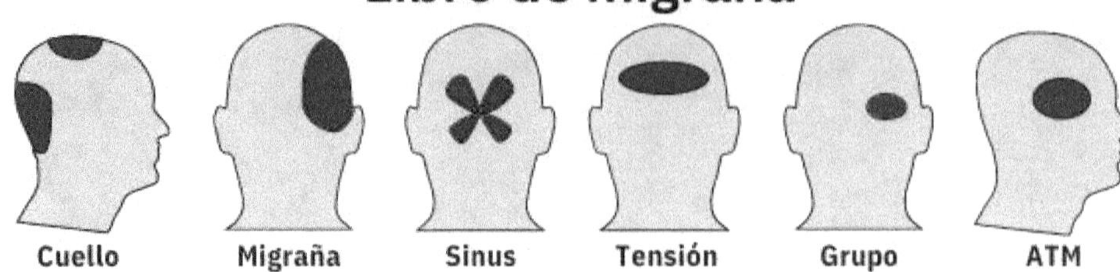

FECHA: _______________   **TIEMPO [ ]:** _________   _________

☐ ☐ ☐ ☐ ☐ ☐

Intensidad del dolor

1	2	3	4	5	6	7	8	9	10

Disparadores

☐ Hambre	☐ Insomnio
☐ Luces brillantes	☐ Enfermedad
☐ Café	☐ Cansancio
☐ Estrés en el trabajo	☐ Olores/ Aromas
☐ Estrés en casa	☐ Movimiento
☐ comidas salteadas	☐ Tensión ocular
☐ Ansiedad	☐ _____________

Medidas de alivio

Medicación	
Agua	
Dormir	
Ejercicio	
Otros	
Otros	

Notas: _______________________________

Libro de migraña

Libro de migraña

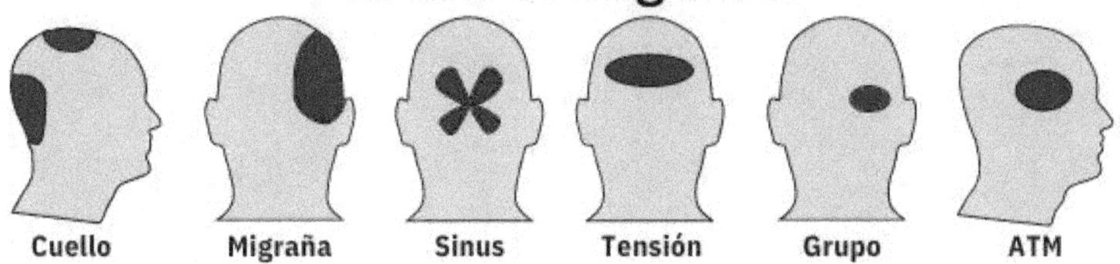

FECHA: _________________   **TIEMPO [ ]:** _________   _________

☐ ☐ ☐ ☐ ☐ ☐

Intensidad del dolor

1	2	3	4	5	6	7	8	9	10

Disparadores

☐ Hambre	☐ Insomnio
☐ Luces brillantes	☐ Enfermedad
☐ Café	☐ Cansancio
☐ Estrés en el trabajo	☐ Olores/ Aromas
☐ Estrés en casa	☐ Movimiento
☐ comidas salteadas	☐ Tensión ocular
☐ Ansiedad	☐ _______________

Medidas de alivio

Medicación	
Agua	
Dormir	
Ejercicio	
Otros	
Otros	

Notas: _______________________________

Libro de migraña

Libro de migraña

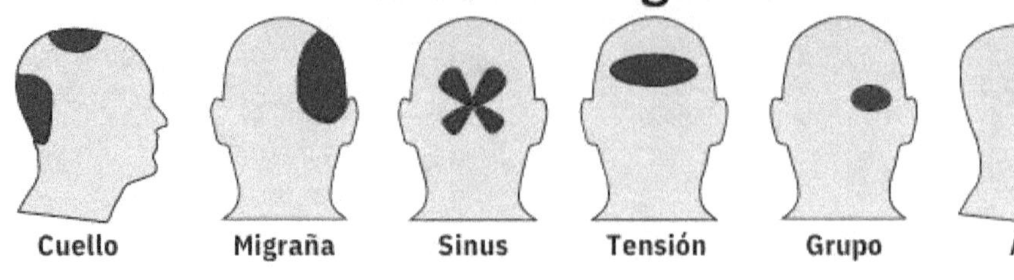

| Cuello | Migraña | Sinus | Tensión | Grupo | ATM |

FECHA: _______________   **TIEMPO [ ]:** _________ _________

□   □   □   □   □   □

Intensidad del dolor

| 1 | 2 | 3 | 4 | 5 | 6 | 7 | 8 | 9 | 10 |

Disparadores

□ Hambre	□ Insomnio
□ Luces brillantes	□ Enfermedad
□ Café	□ Cansancio
□ Estrés en el trabajo	□ Olores/ Aromas
□ Estrés en casa	□ Movimiento
□ comidas salteadas	□ Tensión ocular
□ Ansiedad	□ ______________

Medidas de alivio

Medicación	
Agua	
Dormir	
Ejercicio	
Otros	
Otros	

Notas: ________________________

Libro de migraña

Libro de migraña

| Cuello | Migraña | Sinus | Tensión | Grupo | ATM |

FECHA: _______________   **TIEMPO [ ]:** _________   _________

Intensidad del dolor

| 1 | 2 | 3 | 4 | 5 | 6 | 7 | 8 | 9 | 10 |

Disparadores

- ☐ Hambre
- ☐ Luces brillantes
- ☐ Café
- ☐ Estrés en el trabajo
- ☐ Estrés en casa
- ☐ comidas salteadas
- ☐ Ansiedad

- ☐ Insomnio
- ☐ Enfermedad
- ☐ Cansancio
- ☐ Olores/ Aromas
- ☐ Movimiento
- ☐ Tensión ocular
- ☐ _______________

Medidas de alivio

Medicación	
Agua	
Dormir	
Ejercicio	
Otros	
Otros	

Notas:

Libro de migraña

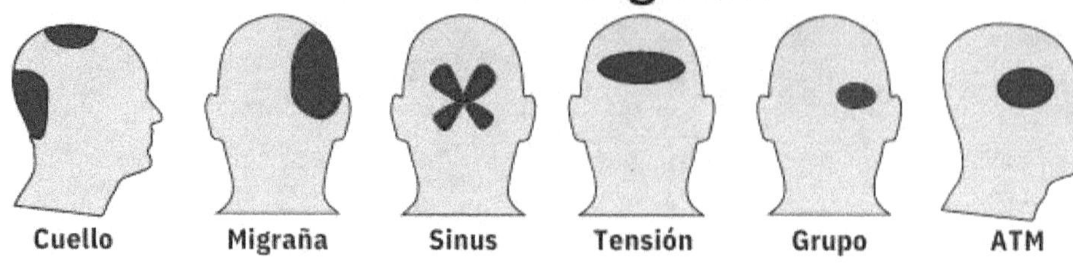

FECHA: _______________   **TIEMPO [ ]:** _______________ _______________

Intensidad del dolor

1	2	3	4	5	6	7	8	9	10

Disparadores

- ☐ Hambre
- ☐ Luces brillantes
- ☐ Café
- ☐ Estrés en el trabajo
- ☐ Estrés en casa
- ☐ comidas salteadas
- ☐ Ansiedad

- ☐ Insomnio
- ☐ Enfermedad
- ☐ Cansancio
- ☐ Olores/ Aromas
- ☐ Movimiento
- ☐ Tensión ocular
- ☐ _______________

Medidas de alivio

Medicación	
Agua	
Dormir	
Ejercicio	
Otros	
Otros	

Notas: _______________

Libro de migraña

Libro de migraña

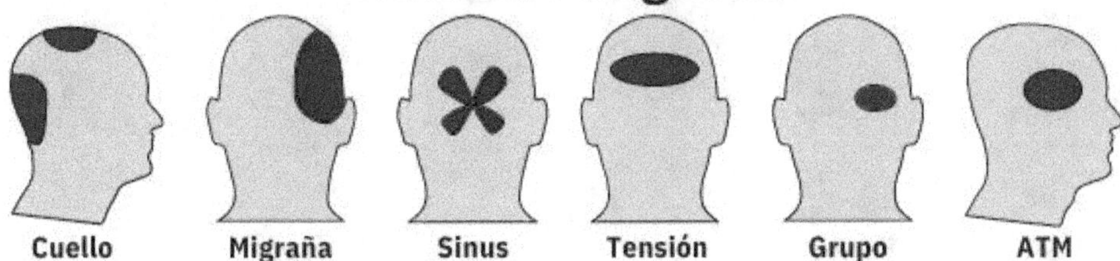

FECHA: ______________________ TIEMPO [ ]: ____________ ____________

☐ ☐ ☐ ☐ ☐ ☐ 🌡️ __________

Intensidad del dolor

1	2	3	4	5	6	7	8	9	10

Disparadores

☐ Hambre	☐ Insomnio
☐ Luces brillantes	☐ Enfermedad
☐ Café	☐ Cansancio
☐ Estrés en el trabajo	☐ Olores/ Aromas
☐ Estrés en casa	☐ Movimiento
☐ comidas salteadas	☐ Tensión ocular
☐ Ansiedad	☐ ______________

Medidas de alivio

Medicación	
Agua	
Dormir	
Ejercicio	
Otros	
Otros	

Notas: ____________________

Libro de migraña

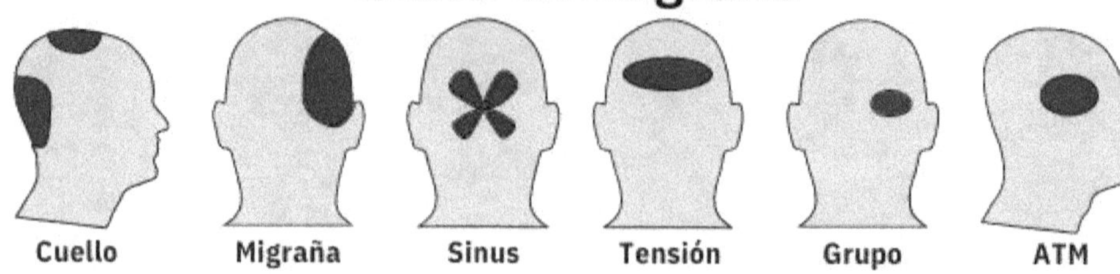

FECHA: _______________   **TIEMPO [ ]:** _______________   _______________

Intensidad del dolor

1	2	3	4	5	6	7	8	9	10

Disparadores

- ☐ Hambre
- ☐ Luces brillantes
- ☐ Café
- ☐ Estrés en el trabajo
- ☐ Estrés en casa
- ☐ comidas salteadas
- ☐ Ansiedad

- ☐ Insomnio
- ☐ Enfermedad
- ☐ Cansancio
- ☐ Olores/ Aromas
- ☐ Movimiento
- ☐ Tensión ocular
- ☐ _______________

Medidas de alivio

Medicación	
Agua	
Dormir	
Ejercicio	
Otros	
Otros	

Notas: _______________________________________

Libro de migraña

Libro de migraña

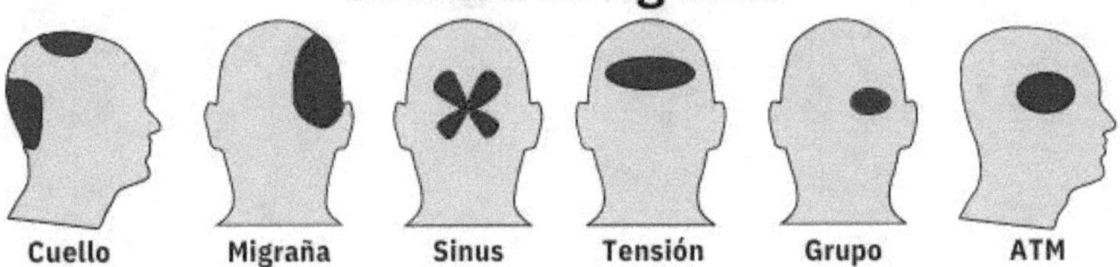

FECHA: _______________   **TIEMPO [ ]:** __________   __________

☐   ☐   ☐   ☐   ☐   ☐   🌡 __________

Intensidad del dolor

1	2	3	4	5	6	7	8	9	10

Disparadores

☐ Hambre	☐ Insomnio
☐ Luces brillantes	☐ Enfermedad
☐ Café	☐ Cansancio
☐ Estrés en el trabajo	☐ Olores/ Aromas
☐ Estrés en casa	☐ Movimiento
☐ comidas salteadas	☐ Tensión ocular
☐ Ansiedad	☐ _______________

Medidas de alivio

Medicación	
Agua	
Dormir	
Ejercicio	
Otros	
Otros	

Notas: _______________

Libro de migraña

Libro de migraña

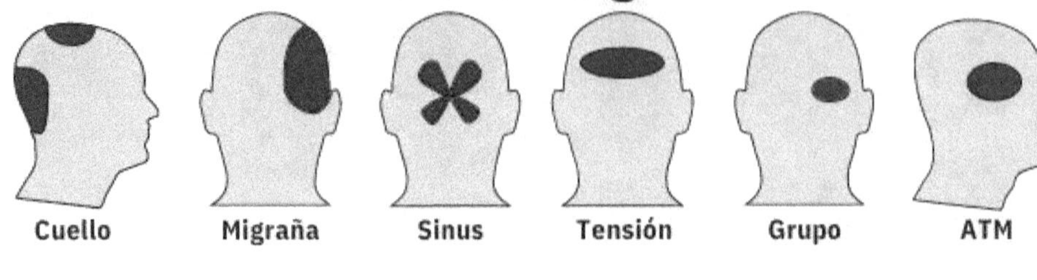

FECHA: _______________   **TIEMPO [ ]:** _______________ _______________

Intensidad del dolor

1	2	3	4	5	6	7	8	9	10

Disparadores

☐ Hambre	☐ Insomnio
☐ Luces brillantes	☐ Enfermedad
☐ Café	☐ Cansancio
☐ Estrés en el trabajo	☐ Olores/ Aromas
☐ Estrés en casa	☐ Movimiento
☐ comidas salteadas	☐ Tensión ocular
☐ Ansiedad	☐ _______________

Medidas de alivio

Medicación	
Agua	
Dormir	
Ejercicio	
Otros	
Otros	

Notas: _______________

Libro de migraña

Libro de migraña

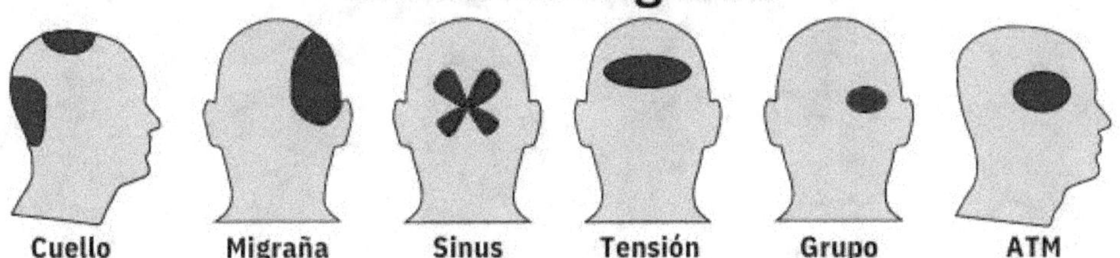

FECHA: _______________   TIEMPO [ ]: __________ __________

☐ ☐ ☐ ☐ ☐ ☐   _________

Intensidad del dolor

1	2	3	4	5	6	7	8	9	10

Disparadores

☐ Hambre   ☐ Insomnio

☐ Luces brillantes   ☐ Enfermedad

☐ Café   ☐ Cansancio

☐ Estrés en el trabajo   ☐ Olores/ Aromas

☐ Estrés en casa   ☐ Movimiento

☐ comidas salteadas   ☐ Tensión ocular

☐ Ansiedad   ☐ _______________

Medidas de alivio

Medicación	
Agua	
Dormir	
Ejercicio	
Otros	
Otros	

Notas: _______________________________

Libro de migraña

Libro de migraña

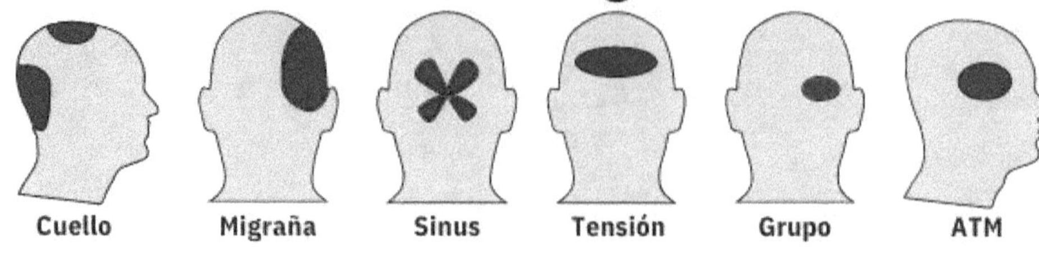

FECHA: _______________   **TIEMPO [ ]:** _______________   _______________

Intensidad del dolor

1	2	3	4	5	6	7	8	9	10

Disparadores

- ☐ Hambre
- ☐ Luces brillantes
- ☐ Café
- ☐ Estrés en el trabajo
- ☐ Estrés en casa
- ☐ comidas salteadas
- ☐ Ansiedad

- ☐ Insomnio
- ☐ Enfermedad
- ☐ Cansancio
- ☐ Olores/ Aromas
- ☐ Movimiento
- ☐ Tensión ocular
- ☐ _______________

Medidas de alivio

Medicación	
Agua	
Dormir	
Ejercicio	
Otros	
Otros	

Notas: _______________

Libro de migraña

Libro de migraña

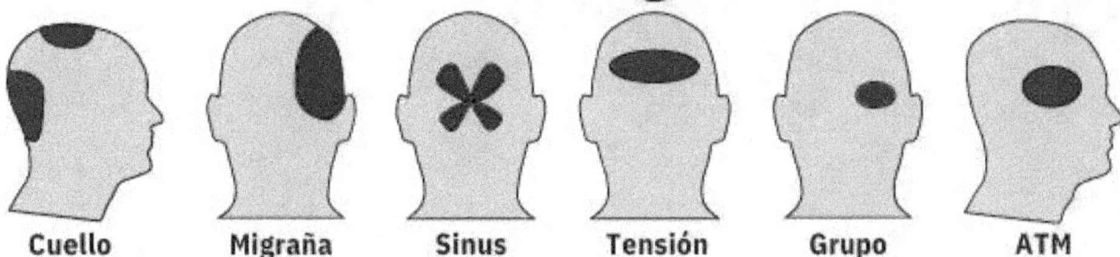

FECHA: _______________   TIEMPO [ ]: _________ _________

☐   ☐   ☐   ☐   ☐   ☐   🌡 _________

Intensidad del dolor

1	2	3	4	5	6	7	8	9	10

Disparadores

☐ Hambre	☐ Insomnio
☐ Luces brillantes	☐ Enfermedad
☐ Café	☐ Cansancio
☐ Estrés en el trabajo	☐ Olores/ Aromas
☐ Estrés en casa	☐ Movimiento
☐ comidas salteadas	☐ Tensión ocular
☐ Ansiedad	☐ _______________

Medidas de alivio

Medicación	
Agua	
Dormir	
Ejercicio	
Otros	
Otros	

Notas: _______________________________________

Libro de migraña

Libro de migraña

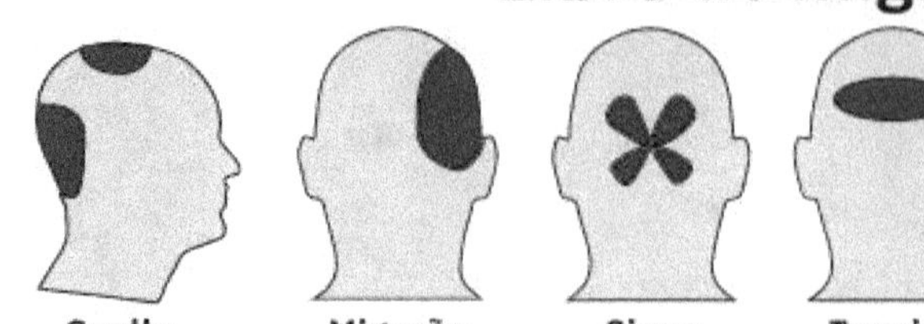

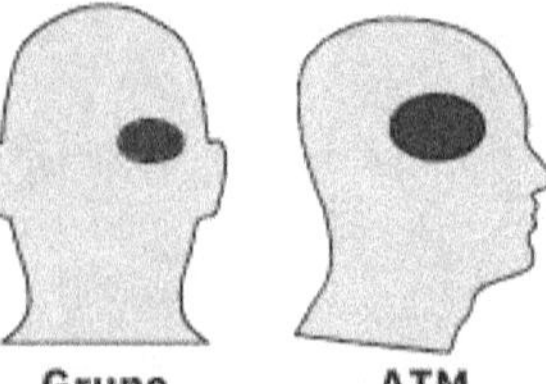

FECHA: _______________   **TIEMPO [ ]:** _____________ ___________

Intensidad del dolor

1	2	3	4	5	6	7	8	9	10

Disparadores

☐ Hambre	☐ Insomnio
☐ Luces brillantes	☐ Enfermedad
☐ Café	☐ Cansancio
☐ Estrés en el trabajo	☐ Olores/ Aromas
☐ Estrés en casa	☐ Movimiento
☐ comidas salteadas	☐ Tensión ocular
☐ Ansiedad	☐ _______________

Medidas de alivio

Medicación	
Agua	
Dormir	
Ejercicio	
Otros	
Otros	

Notas: _______________

Libro de migraña

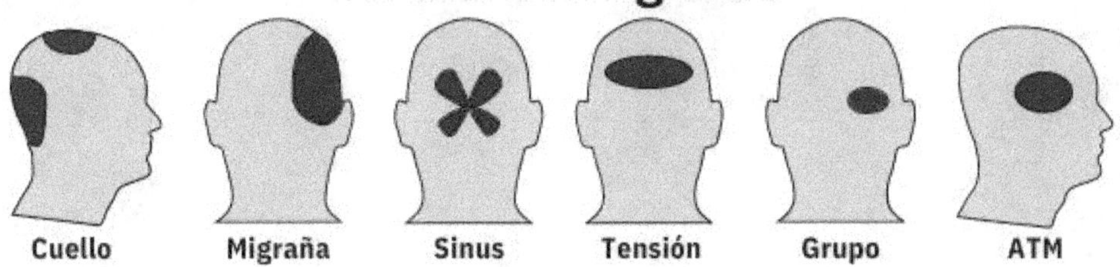

FECHA: ________________   TIEMPO [ ]: __________ __________

Intensidad del dolor

1	2	3	4	5	6	7	8	9	10

Disparadores

☐ Hambre	☐ Insomnio
☐ Luces brillantes	☐ Enfermedad
☐ Café	☐ Cansancio
☐ Estrés en el trabajo	☐ Olores/ Aromas
☐ Estrés en casa	☐ Movimiento
☐ comidas salteadas	☐ Tensión ocular
☐ Ansiedad	☐ _______________

Medidas de alivio

Medicación	
Agua	
Dormir	
Ejercicio	
Otros	
Otros	

Notas: _______________

Libro de migraña

Libro de migraña

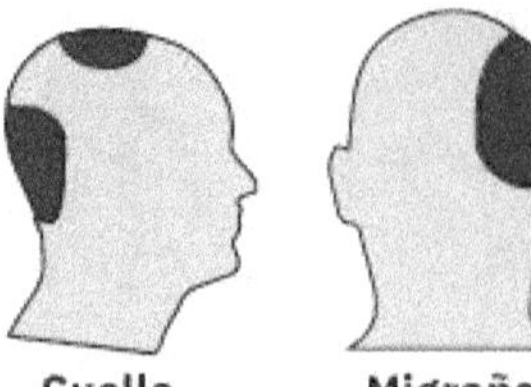

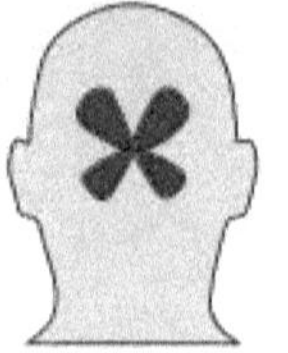

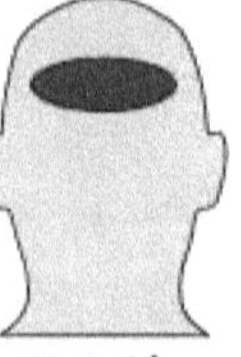

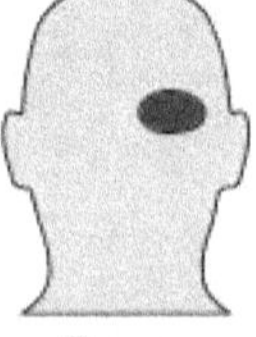

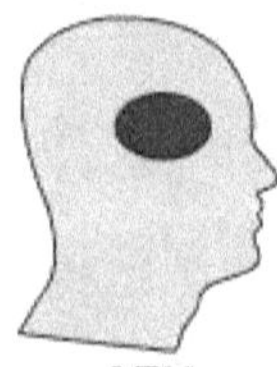

| Cuello | Migraña | Sinus | Tensión | Grupo | ATM |

FECHA: _____________   **TIEMPO [ ]:** _____________ _____________

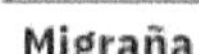

☐   ☐   ☐   ☐   ☐   ☐

Intensidad del dolor

1	2	3	4	5	6	7	8	9	10

Disparadores

☐ Hambre   ☐ Insomnio

☐ Luces brillantes ☐ Enfermedad

☐ Café   ☐ Cansancio

☐ Estrés en el trabajo ☐ Olores/ Aromas

☐ Estrés en casa   ☐ Movimiento

☐ comidas salteadas ☐ Tensión ocular

☐ Ansiedad   ☐ _______________

Medidas de alivio

Medicación	
Agua	
Dormir	
Ejercicio	
Otros	
Otros	

Notas: ____

Libro de migraña

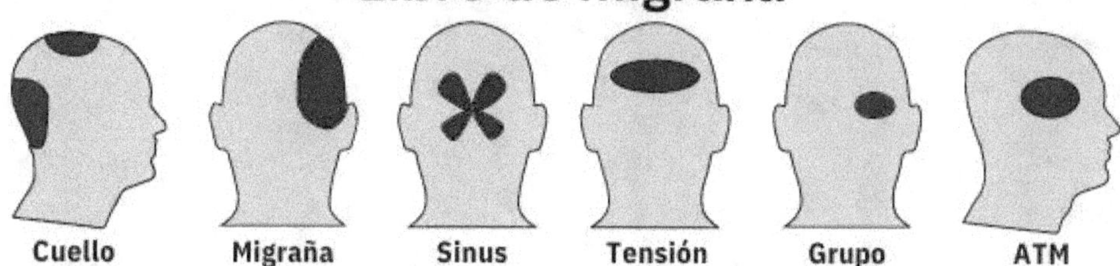

FECHA: ________________ **TIEMPO [ ]:** ____________ ____________

Intensidad del dolor

1	2	3	4	5	6	7	8	9	10

Disparadores

☐ Hambre ☐ Insomnio

☐ Luces brillantes ☐ Enfermedad

☐ Café ☐ Cansancio

☐ Estrés en el trabajo ☐ Olores/ Aromas

☐ Estrés en casa ☐ Movimiento

☐ comidas salteadas ☐ Tensión ocular

☐ Ansiedad ☐ ________________

Medidas de alivio

Medicación	
Agua	
Dormir	
Ejercicio	
Otros	
Otros	

Notas:

Libro de migraña

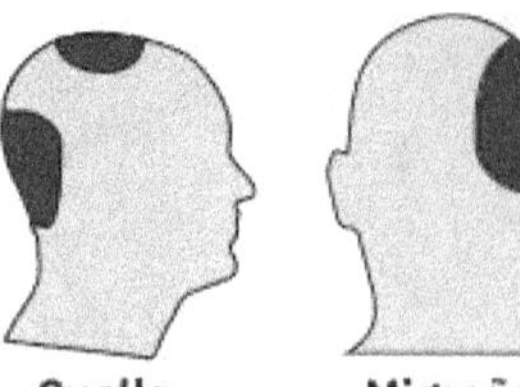 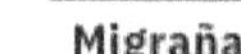 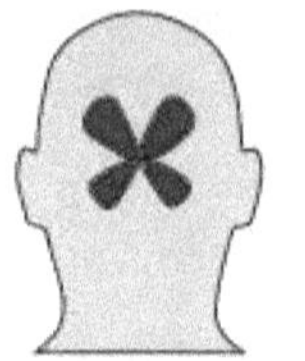 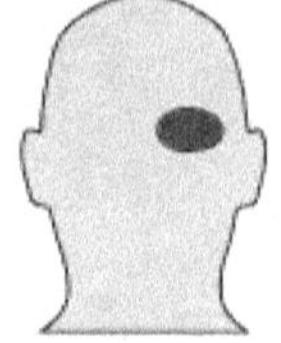 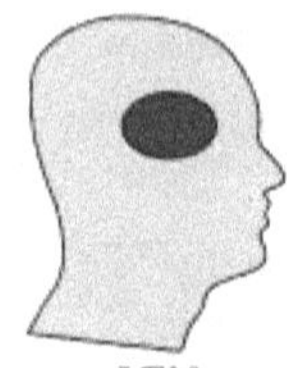

| Cuello | Migraña | Sinus | Tensión | Grupo | ATM |

FECHA: _________________ **TIEMPO [ ]:** _________________ _________________

☐ ☐ ☐ ☐ ☐ ☐

Intensidad del dolor

| 1 | 2 | 3 | 4 | 5 | 6 | 7 | 8 | 9 | 10 |

Disparadores

☐ Hambre	☐ Insomnio
☐ Luces brillantes	☐ Enfermedad
☐ Café	☐ Cansancio
☐ Estrés en el trabajo	☐ Olores/ Aromas
☐ Estrés en casa	☐ Movimiento
☐ comidas salteadas	☐ Tensión ocular
☐ Ansiedad	☐ _________________

Medidas de alivio

Medicación	
Agua	
Dormir	
Ejercicio	
Otros	
Otros	

Notas:

Libro de migraña

Libro de migraña

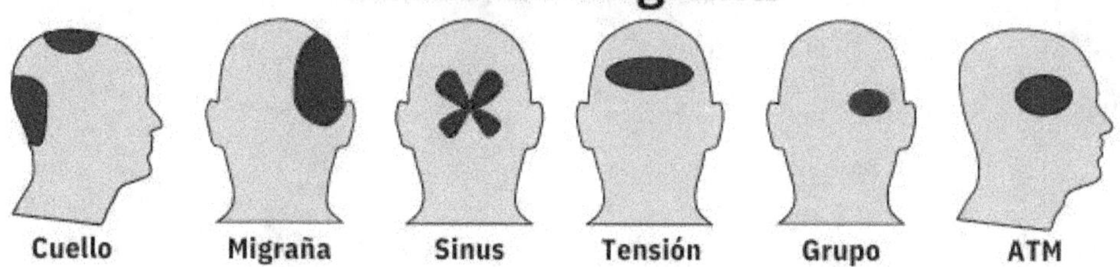

FECHA: _______________   TIEMPO [ ]: _______________   _______________

□   □   □   □   □   □

Intensidad del dolor

1	2	3	4	5	6	7	8	9	10

Disparadores

□ Hambre	□ Insomnio
□ Luces brillantes	□ Enfermedad
□ Café	□ Cansancio
□ Estrés en el trabajo	□ Olores/ Aromas
□ Estrés en casa	□ Movimiento
□ comidas salteadas	□ Tensión ocular
□ Ansiedad	□ _______________

Medidas de alivio

Medicación	
Agua	
Dormir	
Ejercicio	
Otros	
Otros	

Notas: _______________

Libro de migraña

Libro de migraña

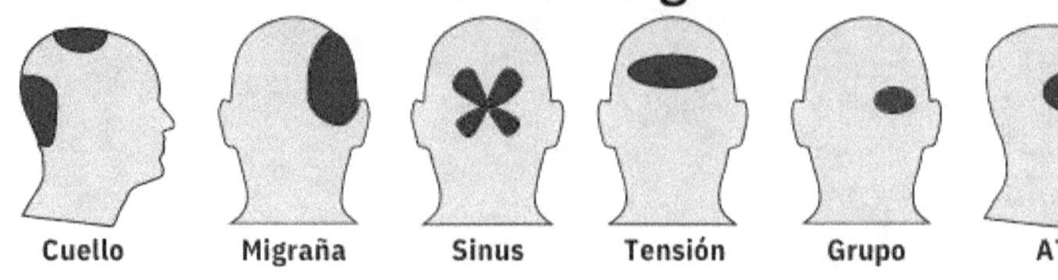

FECHA: ______________   TIEMPO [ ]: _________ _________

Intensidad del dolor

1	2	3	4	5	6	7	8	9	10

Disparadores

- ☐ Hambre
- ☐ Luces brillantes
- ☐ Café
- ☐ Estrés en el trabajo
- ☐ Estrés en casa
- ☐ comidas salteadas
- ☐ Ansiedad
- ☐ Insomnio
- ☐ Enfermedad
- ☐ Cansancio
- ☐ Olores/ Aromas
- ☐ Movimiento
- ☐ Tensión ocular
- ☐ ______________

Medidas de alivio

Medicación	
Agua	
Dormir	
Ejercicio	
Otros	
Otros	

Notas: ______________________

Libro de migraña

| Cuello | Migraña | Sinus | Tensión | Grupo | ATM |

FECHA: _________________   **TIEMPO [ ]:** _____________   ____________

☐ ☐ ☐ ☐ ☐ ☐   🌡 _________

Intensidad del dolor

1	2	3	4	5	6	7	8	9	10

Disparadores

☐ Hambre	☐ Insomnio
☐ Luces brillantes	☐ Enfermedad
☐ Café	☐ Cansancio
☐ Estrés en el trabajo	☐ Olores/ Aromas
☐ Estrés en casa	☐ Movimiento
☐ comidas salteadas	☐ Tensión ocular
☐ Ansiedad	☐ _________________

Medidas de alivio

Medicación	
Agua	
Dormir	
Ejercicio	
Otros	
Otros	

Notas: ____________________

Libro de migraña

Libro de migraña

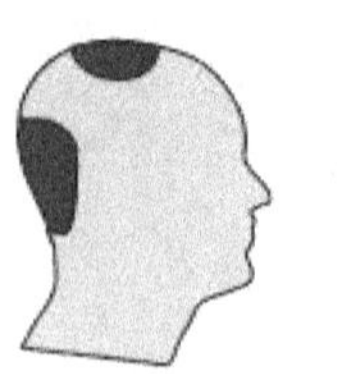
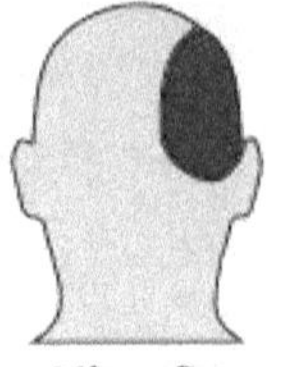
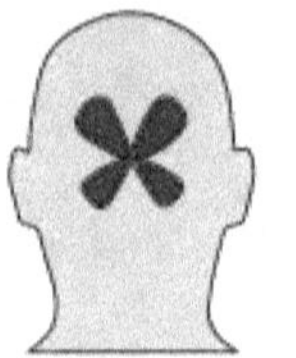
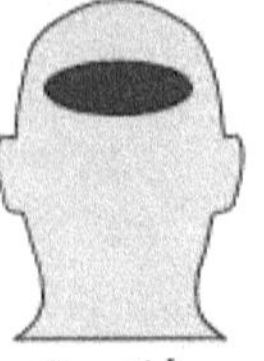
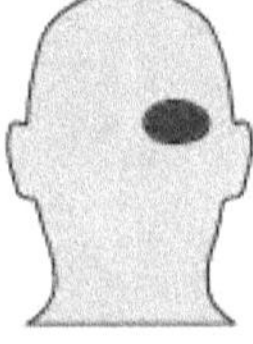
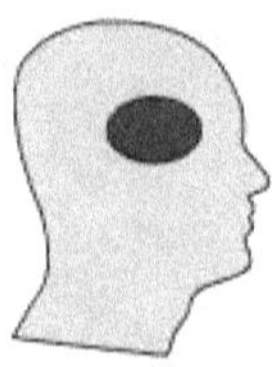

| Cuello | Migraña | Sinus | Tensión | Grupo | ATM |

FECHA: _______________   **TIEMPO [ ]:** _______________ _______________

☐   ☐   ☐   ☐   ☐   ☐   🌡 _______________

Intensidad del dolor

1	2	3	4	5	6	7	8	9	10

Disparadores

☐ Hambre	☐ Insomnio
☐ Luces brillantes	☐ Enfermedad
☐ Café	☐ Cansancio
☐ Estrés en el trabajo	☐ Olores/ Aromas
☐ Estrés en casa	☐ Movimiento
☐ comidas salteadas	☐ Tensión ocular
☐ Ansiedad	☐ _______________

Medidas de alivio

Medicación	
Agua	
Dormir	
Ejercicio	
Otros	
Otros	

Notas: _______________________________________

Libro de migraña

Libro de migraña

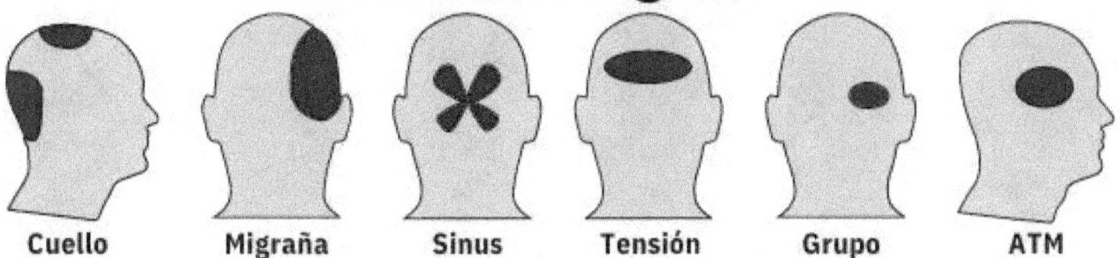

FECHA: _______________   TIEMPO [ ]: __________   __________

Intensidad del dolor

1	2	3	4	5	6	7	8	9	10

Disparadores

☐ Hambre		☐ Insomnio	
☐ Luces brillantes		☐ Enfermedad	
☐ Café		☐ Cansancio	
☐ Estrés en el trabajo		☐ Olores/ Aromas	
☐ Estrés en casa		☐ Movimiento	
☐ comidas salteadas		☐ Tensión ocular	
☐ Ansiedad		☐ _____________	

Medidas de alivio

Medicación	
Agua	
Dormir	
Ejercicio	
Otros	
Otros	

Notas: _______________________________________

Libro de migraña
Libro de migraña

Libro de migraña

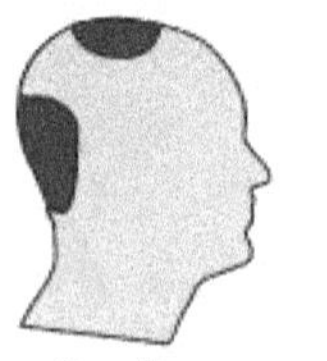
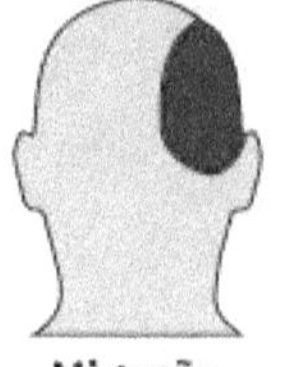
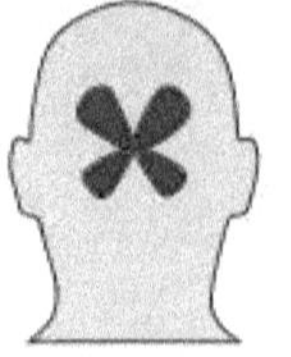
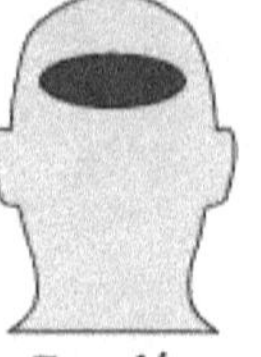
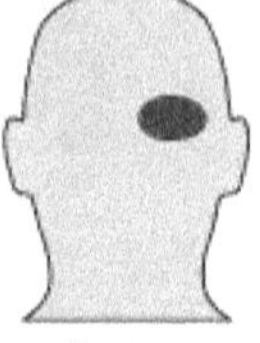
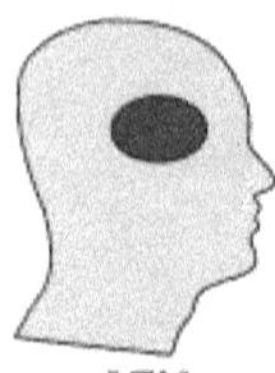

Cuello	Migraña	Sinus	Tensión	Grupo	ATM

FECHA: _______________________   **TIEMPO [ ]:** _____________ _____________

☐ ☐ ☐ ☐ ☐ ☐

Intensidad del dolor

1	2	3	4	5	6	7	8	9	10

Disparadores

☐ Hambre		☐ Insomnio	
☐ Luces brillantes		☐ Enfermedad	
☐ Café		☐ Cansancio	
☐ Estrés en el trabajo		☐ Olores/ Aromas	
☐ Estrés en casa		☐ Movimiento	
☐ comidas salteadas		☐ Tensión ocular	
☐ Ansiedad		☐ _________________	

Medidas de alivio

Medicación	
Agua	
Dormir	
Ejercicio	
Otros	
Otros	

Notas: ____

Libro de migraña

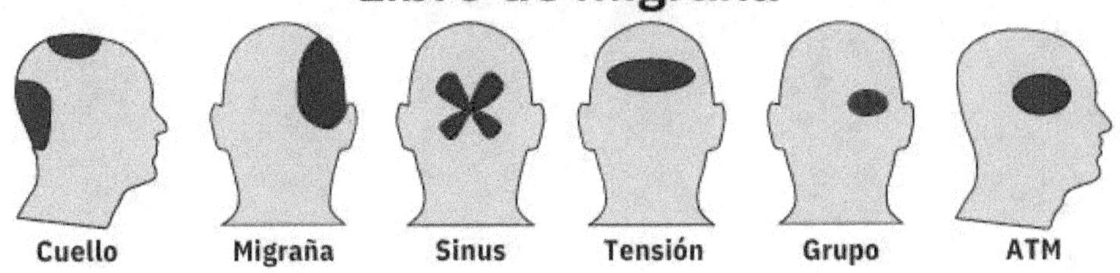

FECHA: ______________   TIEMPO [ ]: __________ __________

Intensidad del dolor

1	2	3	4	5	6	7	8	9	10

Disparadores

- ☐ Hambre
- ☐ Luces brillantes
- ☐ Café
- ☐ Estrés en el trabajo
- ☐ Estrés en casa
- ☐ comidas salteadas
- ☐ Ansiedad
- ☐ Insomnio
- ☐ Enfermedad
- ☐ Cansancio
- ☐ Olores/ Aromas
- ☐ Movimiento
- ☐ Tensión ocular
- ☐ ______________

Medidas de alivio

Medicación	
Agua	
Dormir	
Ejercicio	
Otros	
Otros	

Notas: ______________

Libro de migraña

Libro de migraña

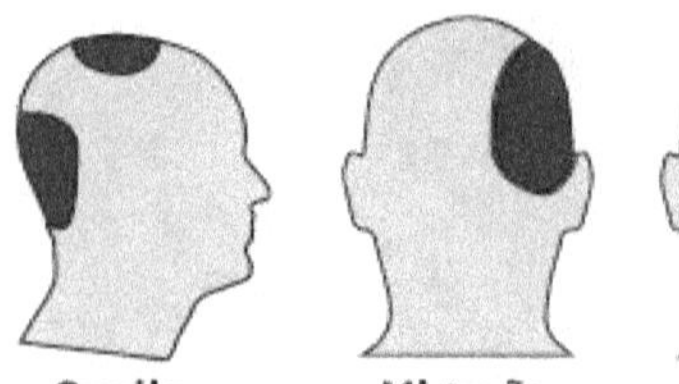 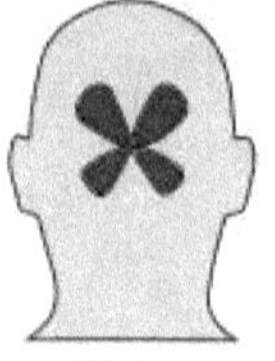 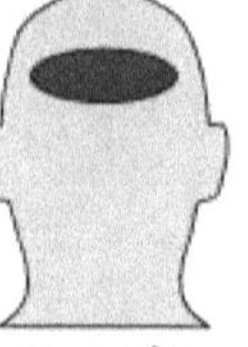 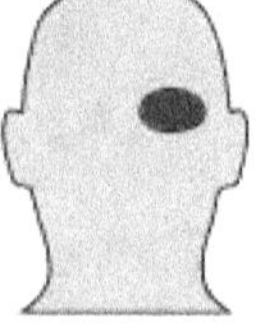 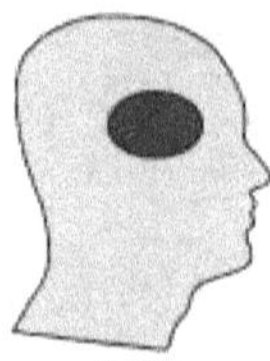

Cuello	Migraña	Sinus	Tensión	Grupo	ATM

FECHA: _______________   **TIEMPO [ ]:** _______________   ___________

☐   ☐   ☐   ☐   ☐   ☐   🌡 ___________

Intensidad del dolor

1	2	3	4	5	6	7	8	9	10

Disparadores

☐ Hambre		☐ Insomnio
☐ Luces brillantes		☐ Enfermedad
☐ Café		☐ Cansancio
☐ Estrés en el trabajo		☐ Olores/ Aromas
☐ Estrés en casa		☐ Movimiento
☐ comidas salteadas		☐ Tensión ocular
☐ Ansiedad		☐ _______________

Medidas de alivio

Medicación	
Agua	
Dormir	
Ejercicio	
Otros	
Otros	

Notas: ____

Libro de migraña

Libro de migraña

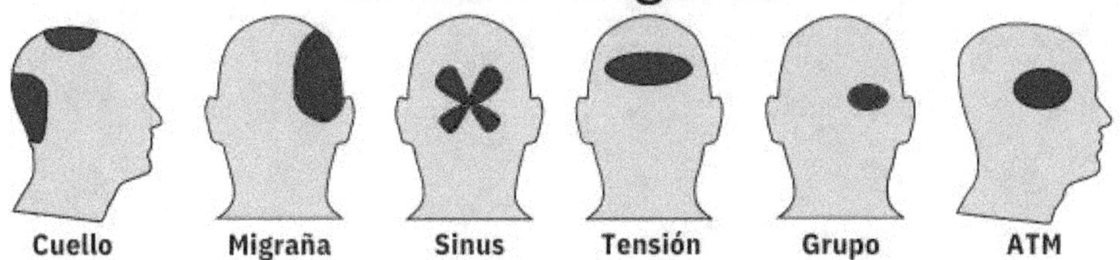

FECHA: _______________   TIEMPO [ ]: _________ _________

Intensidad del dolor

1	2	3	4	5	6	7	8	9	10

Disparadores

- ☐ Hambre
- ☐ Luces brillantes
- ☐ Café
- ☐ Estrés en el trabajo
- ☐ Estrés en casa
- ☐ comidas salteadas
- ☐ Ansiedad

- ☐ Insomnio
- ☐ Enfermedad
- ☐ Cansancio
- ☐ Olores/ Aromas
- ☐ Movimiento
- ☐ Tensión ocular
- ☐ _______________

Medidas de alivio

Medicación	
Agua	
Dormir	
Ejercicio	
Otros	
Otros	

Notas: _______________

Libro de migraña

Libro de migraña

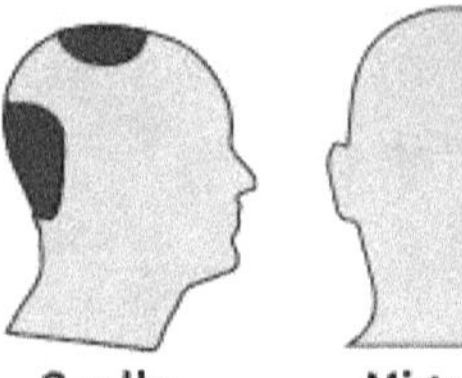 Cuello
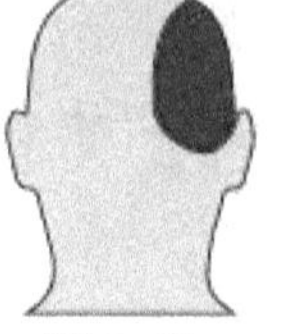 Migraña
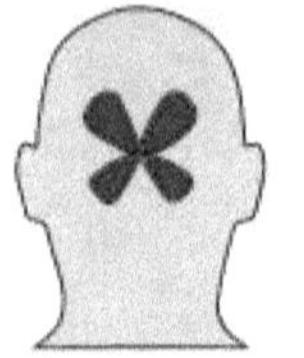 Sinus
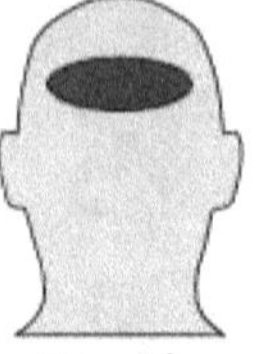 Tensión
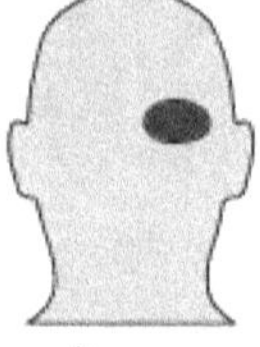 Grupo
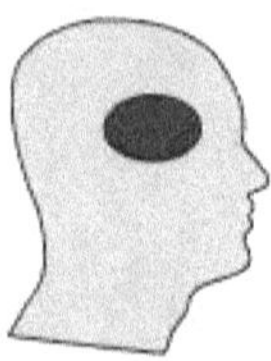 ATM

FECHA: _________________   TIEMPO [ ]: __________   __________

☐   ☐   ☐   ☐   ☐   ☐   🌡 __________

Intensidad del dolor

1	2	3	4	5	6	7	8	9	10

Disparadores

☐ Hambre	☐ Insomnio
☐ Luces brillantes	☐ Enfermedad
☐ Café	☐ Cansancio
☐ Estrés en el trabajo	☐ Olores/ Aromas
☐ Estrés en casa	☐ Movimiento
☐ comidas salteadas	☐ Tensión ocular
☐ Ansiedad	☐ ____________

Medidas de alivio

Medicación	
Agua	
Dormir	
Ejercicio	
Otros	
Otros	

Notas: _________________________

Libro de migraña

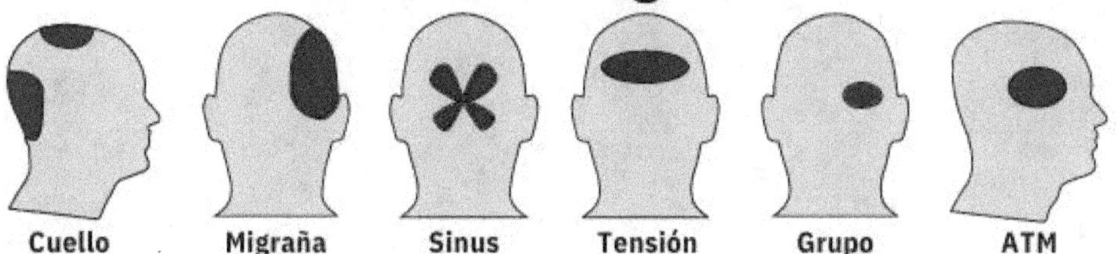

FECHA: _______________________ TIEMPO [ ]: _____________ __________

☐ ☐ ☐ ☐ ☐ ☐

Intensidad del dolor

1	2	3	4	5	6	7	8	9	10

Disparadores

☐ Hambre   ☐ Insomnio

☐ Luces brillantes   ☐ Enfermedad

☐ Café   ☐ Cansancio

☐ Estrés en el trabajo   ☐ Olores/ Aromas

☐ Estrés en casa   ☐ Movimiento

☐ comidas salteadas   ☐ Tensión ocular

☐ Ansiedad   ☐ _______________

Medidas de alivio

Medicación	
Agua	
Dormir	
Ejercicio	
Otros	
Otros	

Notas: _______________________________

Libro de migraña

Libro de migraña

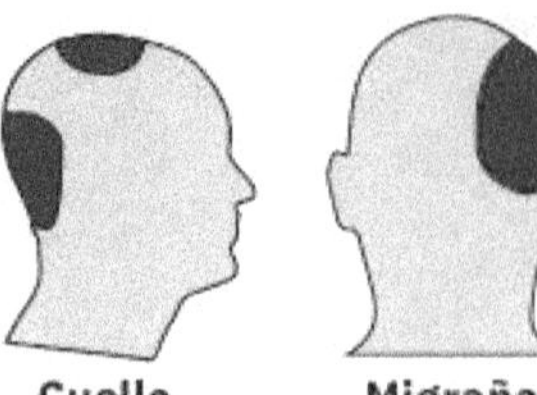

| Cuello | Migraña | Sinus | Tensión | Grupo | ATM |

FECHA: _________________ **TIEMPO [ ]:** _________ _________

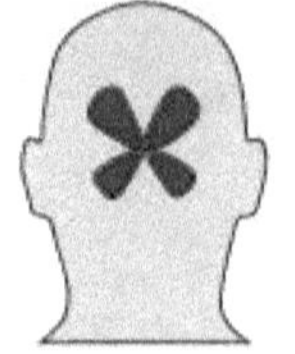

☐   ☐   ☐   ☐   ☐   ☐

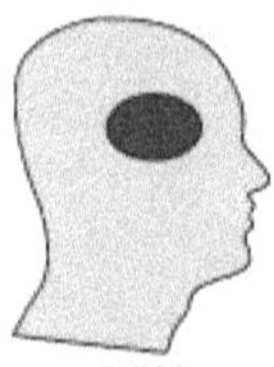 _________

Intensidad del dolor

1	2	3	4	5	6	7	8	9	10

Disparadores

☐ Hambre ☐ Insomnio

☐ Luces brillantes ☐ Enfermedad

☐ Café ☐ Cansancio

☐ Estrés en el trabajo ☐ Olores/ Aromas

☐ Estrés en casa ☐ Movimiento

☐ comidas salteadas ☐ Tensión ocular

☐ Ansiedad ☐ _____________

Medidas de alivio

Medicación	
Agua	
Dormir	
Ejercicio	
Otros	
Otros	

Notas: ____________________________

Libro de migraña

Libro de migraña

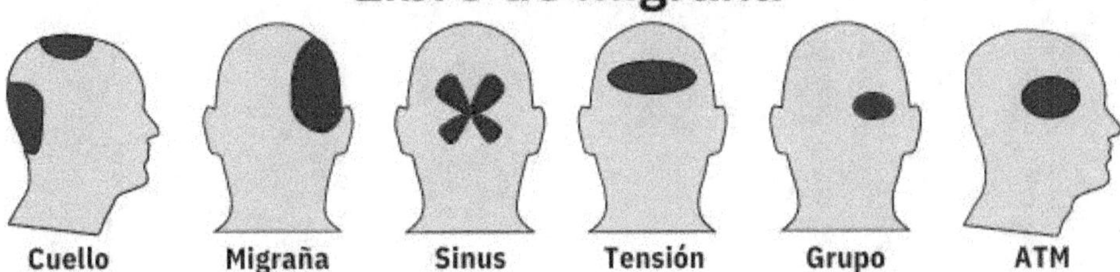

FECHA: _________________ **TIEMPO [ ]:** _________________

☐ ☐ ☐ ☐ ☐ ☐

Intensidad del dolor

1	2	3	4	5	6	7	8	9	10

Disparadores

☐ Hambre	☐ Insomnio
☐ Luces brillantes	☐ Enfermedad
☐ Café	☐ Cansancio
☐ Estrés en el trabajo	☐ Olores/ Aromas
☐ Estrés en casa	☐ Movimiento
☐ comidas salteadas	☐ Tensión ocular
☐ Ansiedad	☐ _________________

Medidas de alivio

Medicación	
Agua	
Dormir	
Ejercicio	
Otros	
Otros	

Notas: _________________

Libro de migraña

Libro de migraña

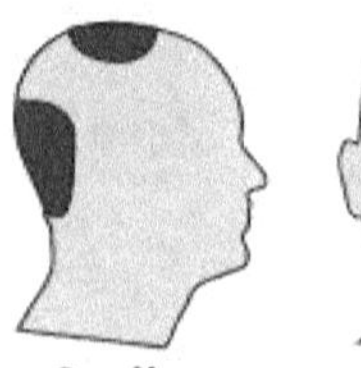
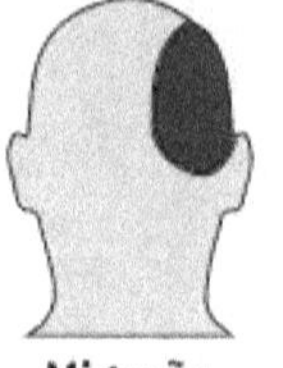
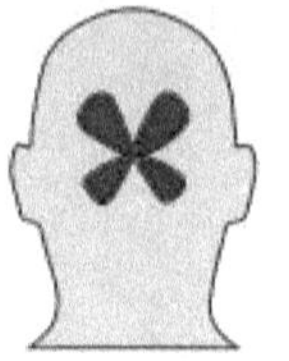
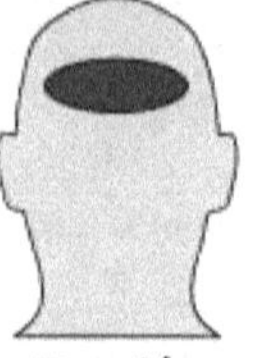
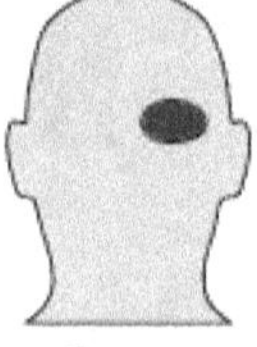
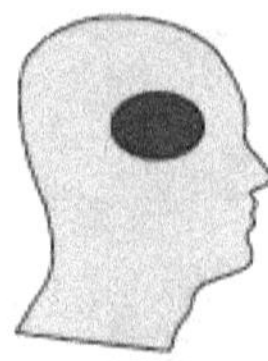

| Cuello | Migraña | Sinus | Tensión | Grupo | ATM |

FECHA: _______________   **TIEMPO [ ]:** _______________ _______________

Intensidad del dolor

1	2	3	4	5	6	7	8	9	10

Disparadores

- ☐ Hambre
- ☐ Luces brillantes
- ☐ Café
- ☐ Estrés en el trabajo
- ☐ Estrés en casa
- ☐ comidas salteadas
- ☐ Ansiedad

- ☐ Insomnio
- ☐ Enfermedad
- ☐ Cansancio
- ☐ Olores/ Aromas
- ☐ Movimiento
- ☐ Tensión ocular
- ☐ _______________

Medidas de alivio

Medicación	
Agua	
Dormir	
Ejercicio	
Otros	
Otros	

Notas: _______________

Libro de migraña

Libro de migraña

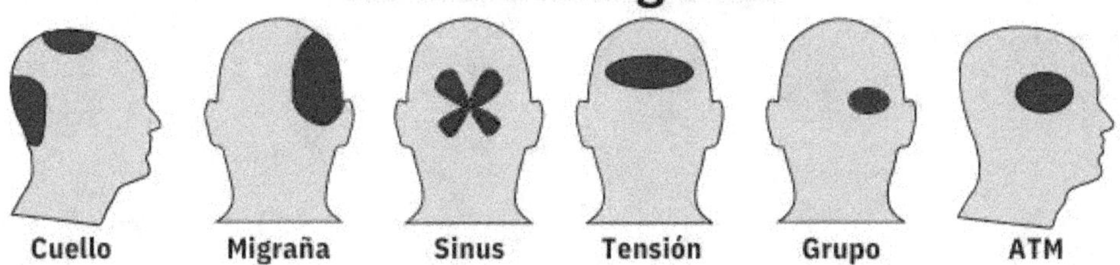

FECHA: ___________________ **TIEMPO [ ]:** ___________ ___________

Intensidad del dolor

1	2	3	4	5	6	7	8	9	10

Disparadores

- ☐ Hambre
- ☐ Luces brillantes
- ☐ Café
- ☐ Estrés en el trabajo
- ☐ Estrés en casa
- ☐ comidas salteadas
- ☐ Ansiedad

- ☐ Insomnio
- ☐ Enfermedad
- ☐ Cansancio
- ☐ Olores/ Aromas
- ☐ Movimiento
- ☐ Tensión ocular
- ☐ ___________________

Medidas de alivio

Medicación	
Agua	
Dormir	
Ejercicio	
Otros	
Otros	

Notas:

Libro de migraña

Libro de migraña

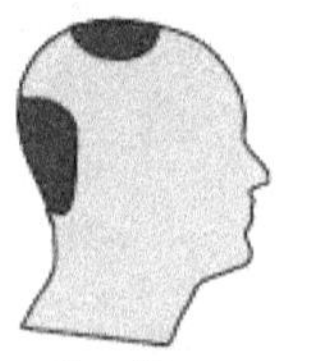 Cuello   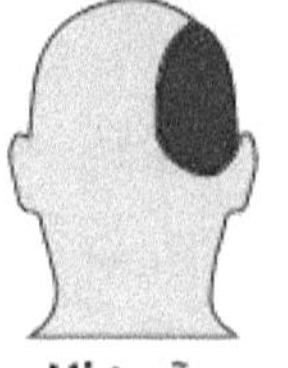 Migraña   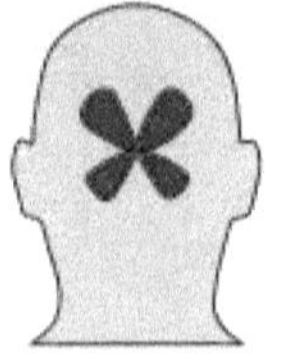 Sinus   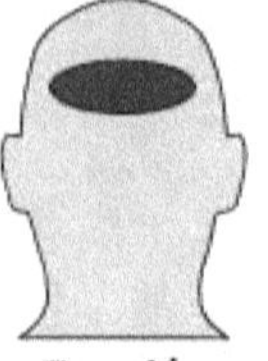 Tensión   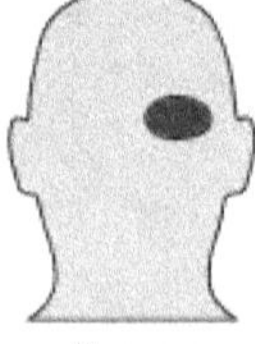 Grupo   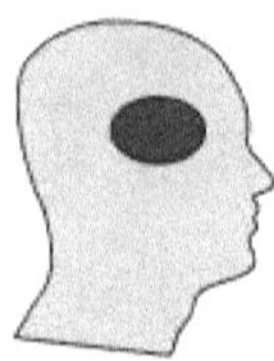 ATM

FECHA: _______________   **TIEMPO [ ]:** _______________ _______________

Intensidad del dolor

1	2	3	4	5	6	7	8	9	10

Disparadores

☐ Hambre	☐ Insomnio
☐ Luces brillantes	☐ Enfermedad
☐ Café	☐ Cansancio
☐ Estrés en el trabajo	☐ Olores/ Aromas
☐ Estrés en casa	☐ Movimiento
☐ comidas salteadas	☐ Tensión ocular
☐ Ansiedad	☐ _____________

Medidas de alivio

Medicación	
Agua	
Dormir	
Ejercicio	
Otros	
Otros	

Notas: ____

Libro de migraña

Libro de migraña

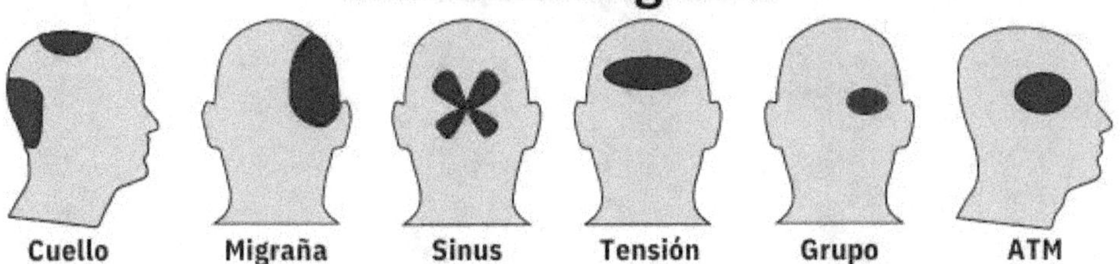

FECHA: _________________   TIEMPO [ ]: _________   _________

□   □   □   □   □   □

Intensidad del dolor

1	2	3	4	5	6	7	8	9	10

Disparadores

□ Hambre	□ Insomnio
□ Luces brillantes	□ Enfermedad
□ Café	□ Cansancio
□ Estrés en el trabajo	□ Olores/ Aromas
□ Estrés en casa	□ Movimiento
□ comidas salteadas	□ Tensión ocular
□ Ansiedad	□ ________________

Medidas de alivio

Medicación	
Agua	
Dormir	
Ejercicio	
Otros	
Otros	

Notas:

Libro de migraña

Libro de migraña

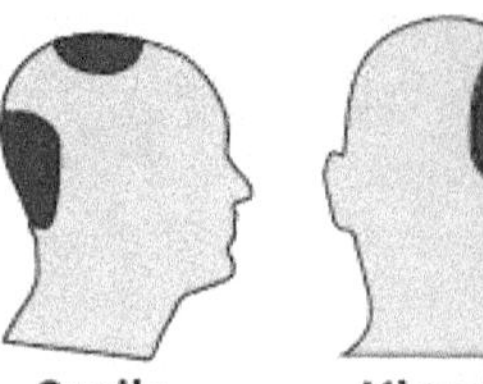 Cuello 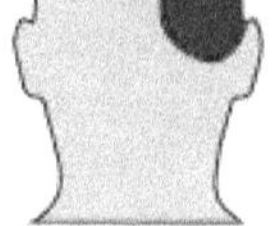 Migraña 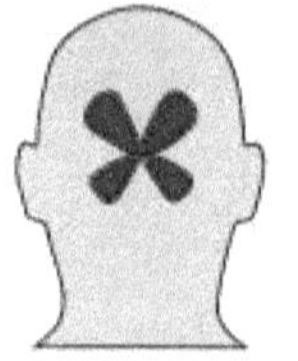 Sinus 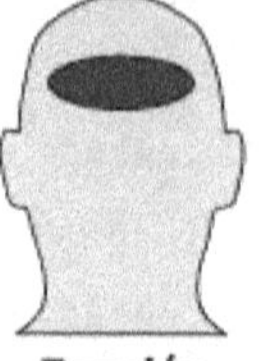 Tensión 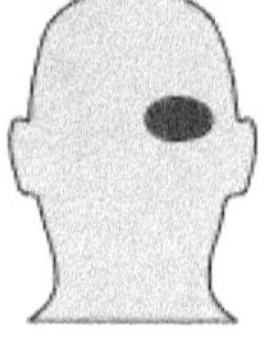 Grupo 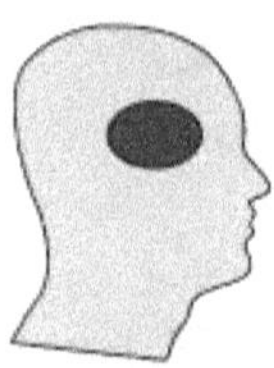 ATM

FECHA: ________________   TIEMPO [ ]: ________________

Intensidad del dolor

1	2	3	4	5	6	7	8	9	10

Disparadores

☐ Hambre

☐ Luces brillantes

☐ Café

☐ Estrés en el trabajo

☐ Estrés en casa

☐ comidas salteadas

☐ Ansiedad

☐ Insomnio

☐ Enfermedad

☐ Cansancio

☐ Olores/ Aromas

☐ Movimiento

☐ Tensión ocular

☐ ________________

Medidas de alivio

Medicación	
Agua	
Dormir	
Ejercicio	
Otros	
Otros	

Notas: ________________

Libro de migraña

Libro de migraña

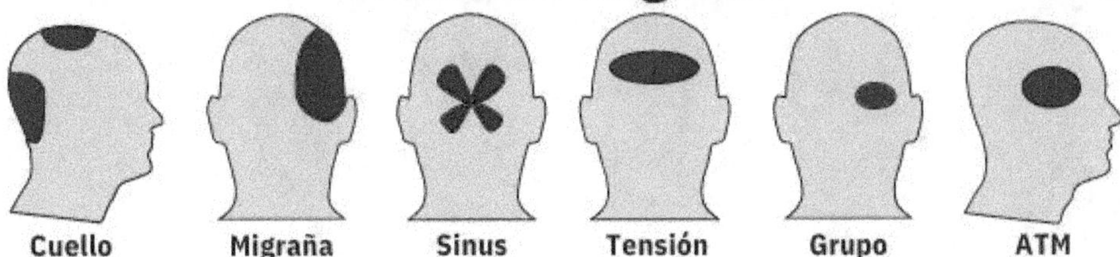

FECHA: ______________   TIEMPO [ ]: __________ __________

☐ ☐ ☐ ☐ ☐ ☐ 🌡 __________

Intensidad del dolor

1	2	3	4	5	6	7	8	9	10

Disparadores

☐ Hambre

☐ Luces brillantes

☐ Café

☐ Estrés en el trabajo

☐ Estrés en casa

☐ comidas salteadas

☐ Ansiedad

☐ Insomnio

☐ Enfermedad

☐ Cansancio

☐ Olores/ Aromas

☐ Movimiento

☐ Tensión ocular

☐ ______________

Medidas de alivio

Medicación	
Agua	
Dormir	
Ejercicio	
Otros	
Otros	

Notas: ______________________________________

Libro de migraña

Libro de migraña

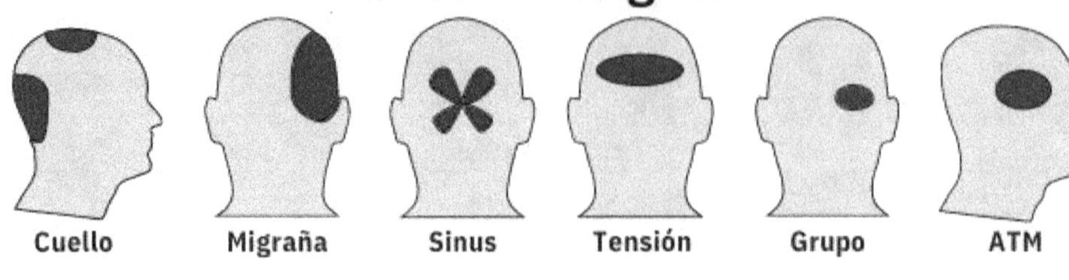

FECHA: _______________   TIEMPO [ ]: _________   _________

☐ ☐ ☐ ☐ ☐ ☐ 🌡 _________

Intensidad del dolor

1	2	3	4	5	6	7	8	9	10

Disparadores

☐ Hambre	☐ Insomnio
☐ Luces brillantes	☐ Enfermedad
☐ Café	☐ Cansancio
☐ Estrés en el trabajo	☐ Olores/ Aromas
☐ Estrés en casa	☐ Movimiento
☐ comidas salteadas	☐ Tensión ocular
☐ Ansiedad	☐ _______________

Medidas de alivio

Medicación	
Agua	
Dormir	
Ejercicio	
Otros	
Otros	

Notas: _______________

Libro de migraña

Libro de migraña

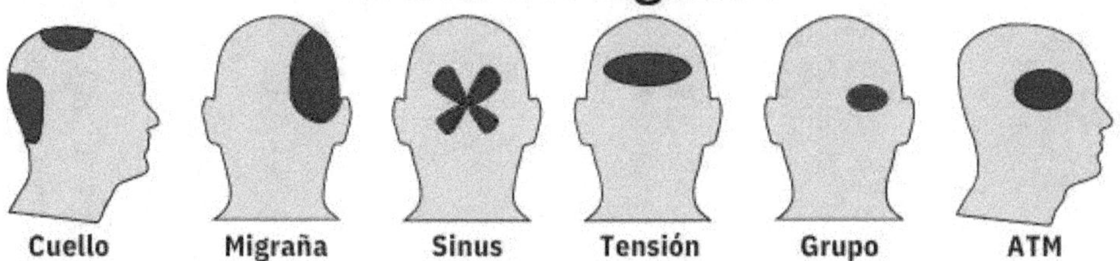

FECHA: _______________   TIEMPO [ ]: _________ _________

Intensidad del dolor

1	2	3	4	5	6	7	8	9	10

Disparadores

- ☐ Hambre
- ☐ Luces brillantes
- ☐ Café
- ☐ Estrés en el trabajo
- ☐ Estrés en casa
- ☐ comidas salteadas
- ☐ Ansiedad

- ☐ Insomnio
- ☐ Enfermedad
- ☐ Cansancio
- ☐ Olores/ Aromas
- ☐ Movimiento
- ☐ Tensión ocular
- ☐ _______________

Medidas de alivio

Medicación	
Agua	
Dormir	
Ejercicio	
Otros	
Otros	

Notas: _______________

Libro de migraña

Libro de migraña

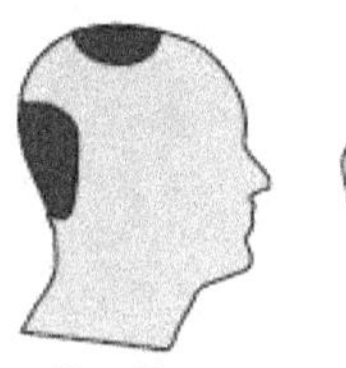 Cuello   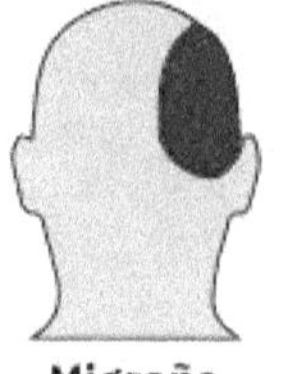 Migraña   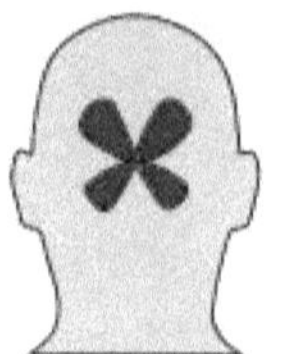 Sinus   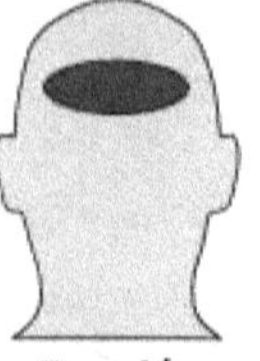 Tensión   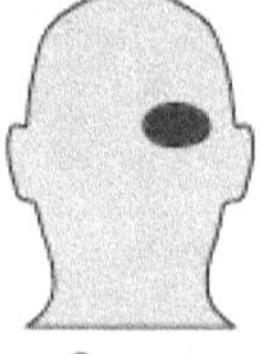 Grupo   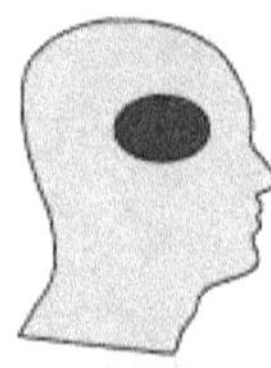 ATM

FECHA: _______________   **TIEMPO [ ]:** ___________ ___________

☐   ☐   ☐   ☐   ☐   ☐   🌡 ___________

Intensidad del dolor

1	2	3	4	5	6	7	8	9	10

Disparadores

☐ Hambre	☐ Insomnio
☐ Luces brillantes	☐ Enfermedad
☐ Café	☐ Cansancio
☐ Estrés en el trabajo	☐ Olores/ Aromas
☐ Estrés en casa	☐ Movimiento
☐ comidas salteadas	☐ Tensión ocular
☐ Ansiedad	☐ ________________

Medidas de alivio

Medicación	
Agua	
Dormir	
Ejercicio	
Otros	
Otros	

Notas: _______________________________________

Libro de migraña

Libro de migraña

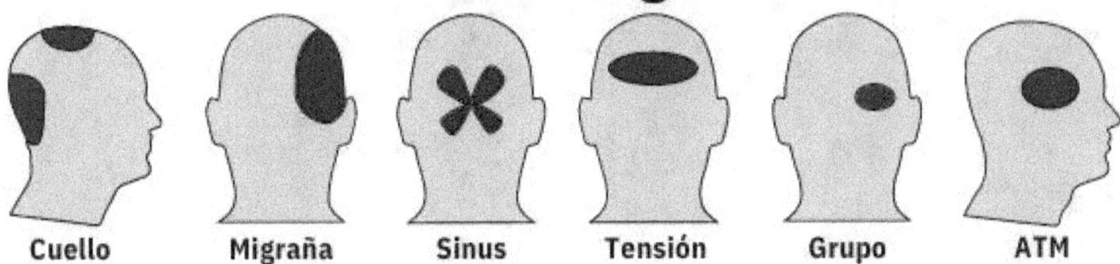

FECHA: _______________________   TIEMPO [ ]: _____________ ___________

Intensidad del dolor

1	2	3	4	5	6	7	8	9	10

Disparadores

☐ Hambre	☐ Insomnio
☐ Luces brillantes	☐ Enfermedad
☐ Café	☐ Cansancio
☐ Estrés en el trabajo	☐ Olores/ Aromas
☐ Estrés en casa	☐ Movimiento
☐ comidas salteadas	☐ Tensión ocular
☐ Ansiedad	☐ _______________

Medidas de alivio

Medicación	
Agua	
Dormir	
Ejercicio	
Otros	
Otros	

Notas:

Libro de migraña

Libro de migraña

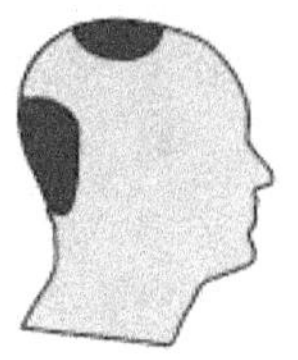 Cuello   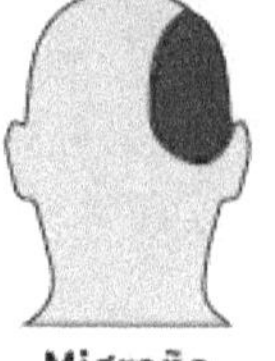 Migraña   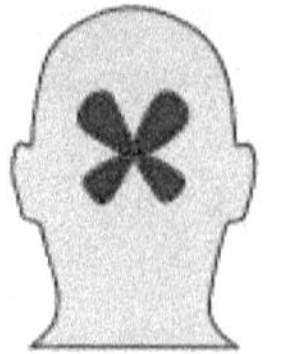 Sinus   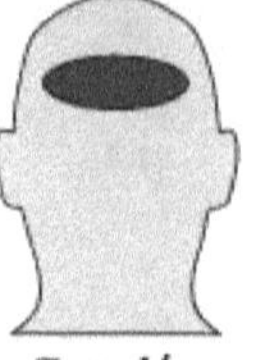 Tensión   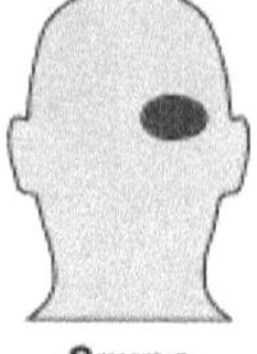 Grupo   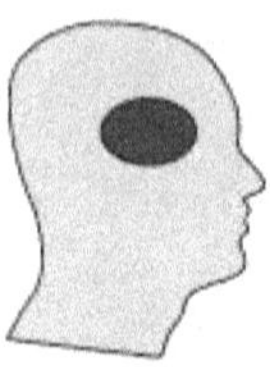 ATM

FECHA: _______________   **TIEMPO [ ]:** _______________ _______________

□   □   □   □   □   □

Intensidad del dolor

1	2	3	4	5	6	7	8	9	10

Disparadores

□ Hambre   □ Insomnio

□ Luces brillantes   □ Enfermedad

□ Café   □ Cansancio

□ Estrés en el trabajo   □ Olores/ Aromas

□ Estrés en casa   □ Movimiento

□ comidas salteadas   □ Tensión ocular

□ Ansiedad   □ _______________

Medidas de alivio

Medicación	
Agua	
Dormir	
Ejercicio	
Otros	
Otros	

Notas: _______________

Libro de migraña

Libro de migraña

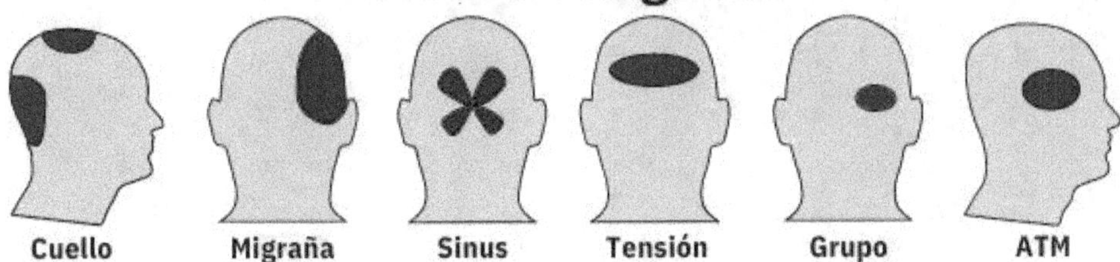

FECHA: _______________   TIEMPO [ ]: _________ _________

☐ ☐ ☐ ☐ ☐ ☐ 🌡 _______

Intensidad del dolor

1	2	3	4	5	6	7	8	9	10

Disparadores

☐ Hambre		☐ Insomnio
☐ Luces brillantes		☐ Enfermedad
☐ Café		☐ Cansancio
☐ Estrés en el trabajo		☐ Olores/ Aromas
☐ Estrés en casa		☐ Movimiento
☐ comidas salteadas		☐ Tensión ocular
☐ Ansiedad		☐ ______________

Medidas de alivio

Medicación	
Agua	
Dormir	
Ejercicio	
Otros	
Otros	

Notas: ____

Libro de migraña

Libro de migraña

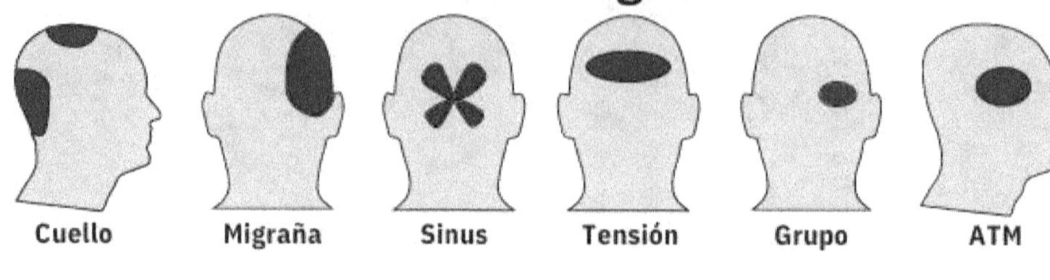

FECHA: _____________________   TIEMPO [ ]: __________   __________

☐ ☐ ☐ ☐ ☐ ☐

Intensidad del dolor

1	2	3	4	5	6	7	8	9	10

Disparadores

☐ Hambre   ☐ Insomnio

☐ Luces brillantes   ☐ Enfermedad

☐ Café   ☐ Cansancio

☐ Estrés en el trabajo   ☐ Olores/ Aromas

☐ Estrés en casa   ☐ Movimiento

☐ comidas salteadas   ☐ Tensión ocular

☐ Ansiedad   ☐ _______________

Medidas de alivio

Medicación	
Agua	
Dormir	
Ejercicio	
Otros	
Otros	

Notas: ____

Libro de migraña

Libro de migraña

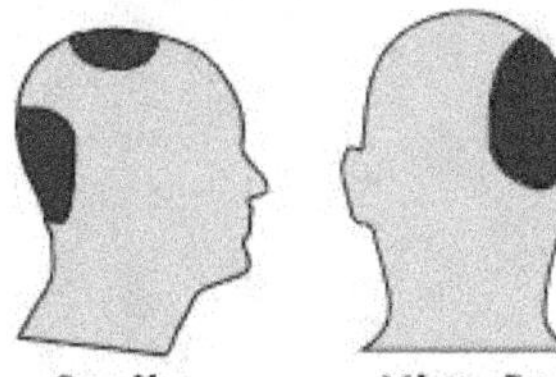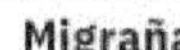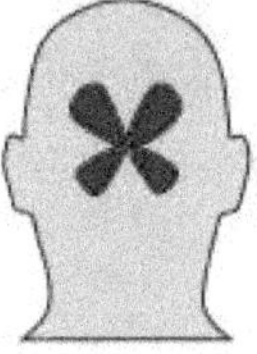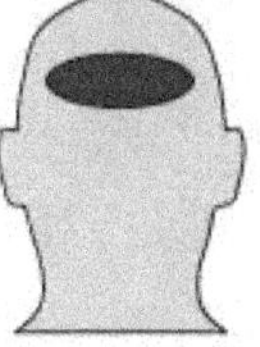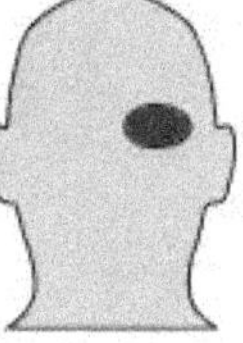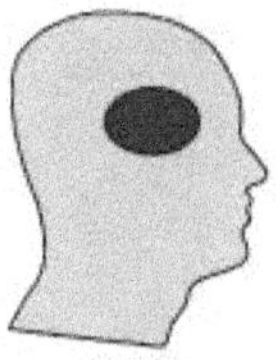

| Cuello | Migraña | Sinus | Tensión | Grupo | ATM |

FECHA: _______________ **TIEMPO [ ]:** _______________ _______________

☐   ☐   ☐   ☐   ☐   ☐   🌡 _______________

Intensidad del dolor

1	2	3	4	5	6	7	8	9	10

Disparadores

☐ Hambre	☐ Insomnio
☐ Luces brillantes	☐ Enfermedad
☐ Café	☐ Cansancio
☐ Estrés en el trabajo	☐ Olores/ Aromas
☐ Estrés en casa	☐ Movimiento
☐ comidas salteadas	☐ Tensión ocular
☐ Ansiedad	☐ _______________

Medidas de alivio

Medicación	
Agua	
Dormir	
Ejercicio	
Otros	
Otros	

Notas: _______________

Libro de migraña

Libro de migraña

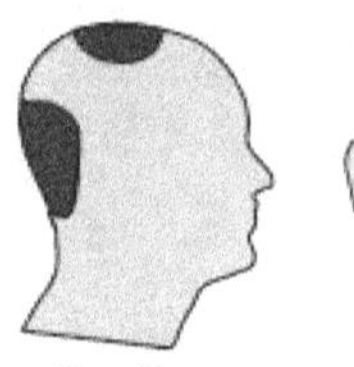

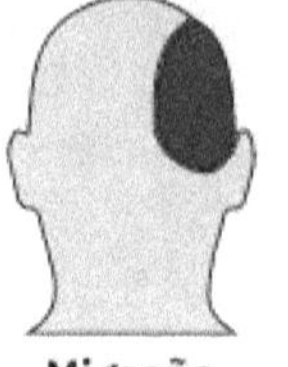

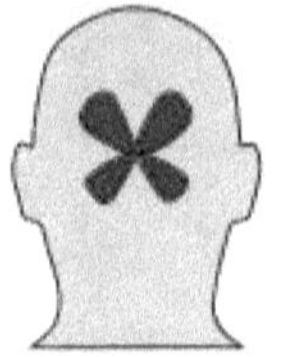

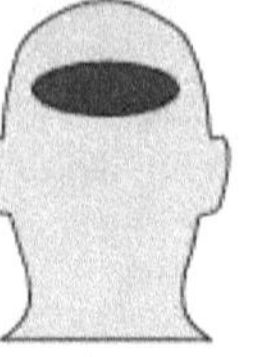

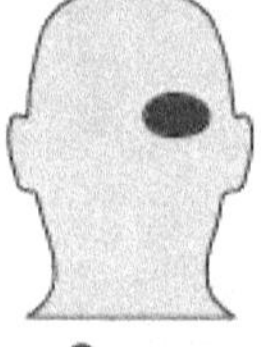

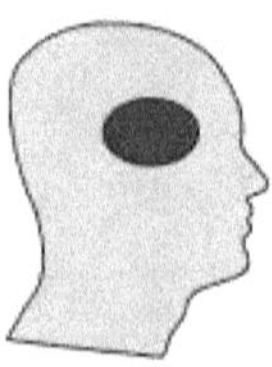

FECHA: ________________   TIEMPO [ ]: __________   __________

Intensidad del dolor

1	2	3	4	5	6	7	8	9	10

Disparadores

- ☐ Hambre
- ☐ Luces brillantes
- ☐ Café
- ☐ Estrés en el trabajo
- ☐ Estrés en casa
- ☐ comidas salteadas
- ☐ Ansiedad
- ☐ Insomnio
- ☐ Enfermedad
- ☐ Cansancio
- ☐ Olores/ Aromas
- ☐ Movimiento
- ☐ Tensión ocular
- ☐ ________________

Medidas de alivio

Medicación	
Agua	
Dormir	
Ejercicio	
Otros	
Otros	

Notas: ________________

Libro de migraña

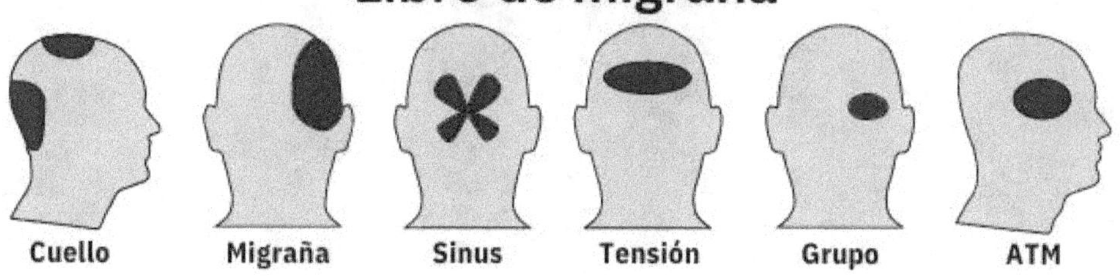

FECHA: _________________   TIEMPO [ ]: __________   _________

Intensidad del dolor

| 1 | 2 | 3 | 4 | 5 | 6 | 7 | 8 | 9 | 10 |

Disparadores

☐ Hambre	☐ Insomnio
☐ Luces brillantes	☐ Enfermedad
☐ Café	☐ Cansancio
☐ Estrés en el trabajo	☐ Olores/ Aromas
☐ Estrés en casa	☐ Movimiento
☐ comidas salteadas	☐ Tensión ocular
☐ Ansiedad	☐ _______________

Medidas de alivio

Medicación	
Agua	
Dormir	
Ejercicio	
Otros	
Otros	

Notas: _______________________

Libro de migraña

Libro de migraña

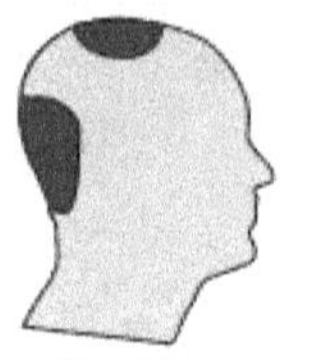
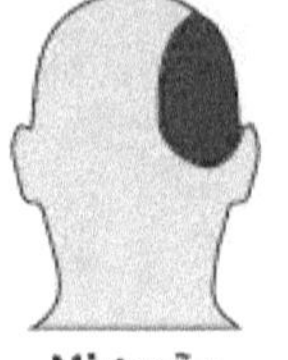
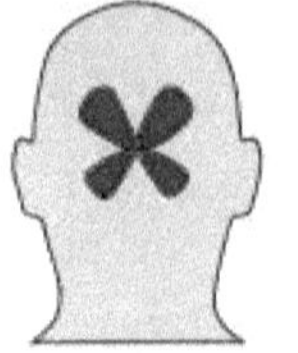
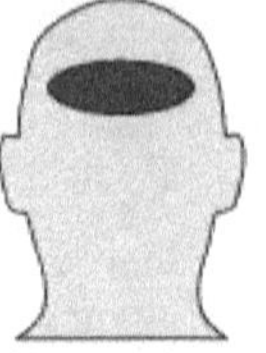
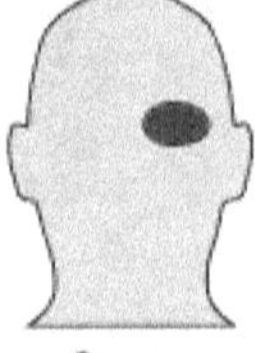
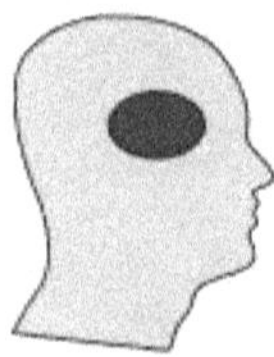

Cuello	Migraña	Sinus	Tensión	Grupo	ATM

FECHA: _______________   **TIEMPO [ ]:** _______________ _____________

☐   ☐   ☐   ☐   ☐   ☐   🌡 _____________

Intensidad del dolor

1	2	3	4	5	6	7	8	9	10

Disparadores

☐ Hambre	☐ Insomnio
☐ Luces brillantes	☐ Enfermedad
☐ Café	☐ Cansancio
☐ Estrés en el trabajo	☐ Olores/ Aromas
☐ Estrés en casa	☐ Movimiento
☐ comidas salteadas	☐ Tensión ocular
☐ Ansiedad	☐ ______________

Medidas de alivio

Medicación	
Agua	
Dormir	
Ejercicio	
Otros	
Otros	

Notas: ______________________________________

Libro de migraña

Libro de migraña

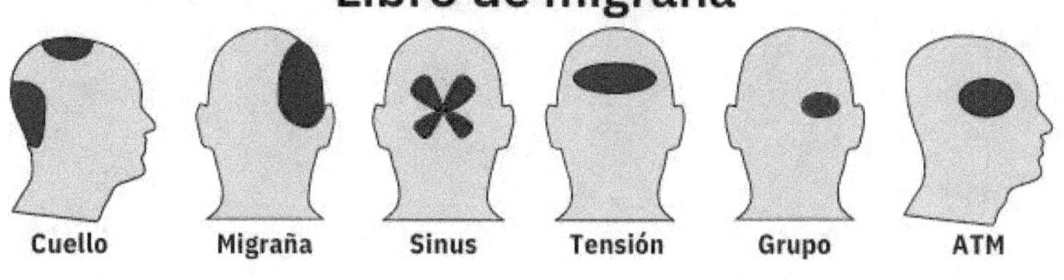

FECHA: _______________   **TIEMPO [ ]:** _______________ _______________

Intensidad del dolor

1	2	3	4	5	6	7	8	9	10

Disparadores

☐ Hambre   ☐ Insomnio

☐ Luces brillantes   ☐ Enfermedad

☐ Café   ☐ Cansancio

☐ Estrés en el trabajo   ☐ Olores/ Aromas

☐ Estrés en casa   ☐ Movimiento

☐ comidas salteadas   ☐ Tensión ocular

☐ Ansiedad   ☐ _______________

Medidas de alivio

Medicación	
Agua	
Dormir	
Ejercicio	
Otros	
Otros	

Notas: ____

Libro de migraña

Libro de migraña

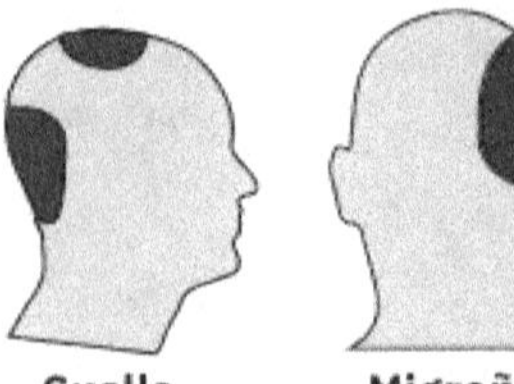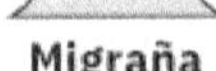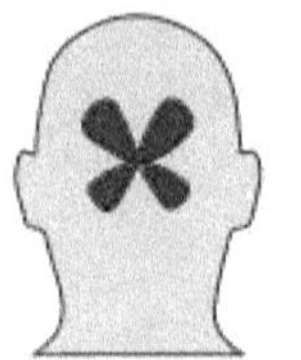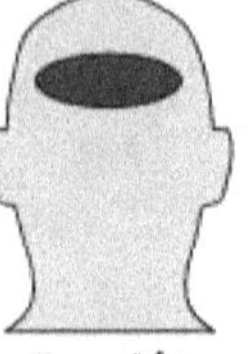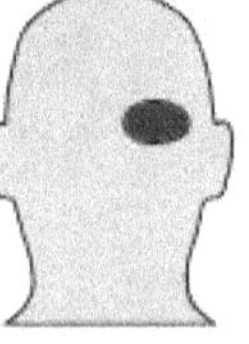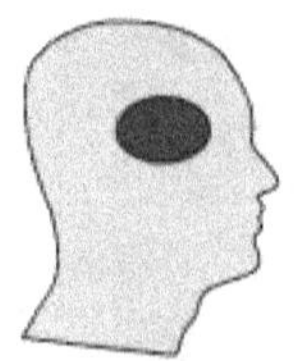

| Cuello | Migraña | Sinus | Tensión | Grupo | ATM |

FECHA: _______________   **TIEMPO [ ]:** _________ _________

☀ ☁ 🌤 🌦 🌧 🌨 🌡 ________

☐   ☐   ☐   ☐   ☐   ☐

Intensidad del dolor

| 1 | 2 | 3 | 4 | 5 | 6 | 7 | 8 | 9 | 10 |

Disparadores

☐ Hambre	☐ Insomnio
☐ Luces brillantes	☐ Enfermedad
☐ Café	☐ Cansancio
☐ Estrés en el trabajo	☐ Olores/ Aromas
☐ Estrés en casa	☐ Movimiento
☐ comidas salteadas	☐ Tensión ocular
☐ Ansiedad	☐ _______________

Medidas de alivio

Medicación	
Agua	
Dormir	
Ejercicio	
Otros	
Otros	

Notas: _______________

Libro de migraña

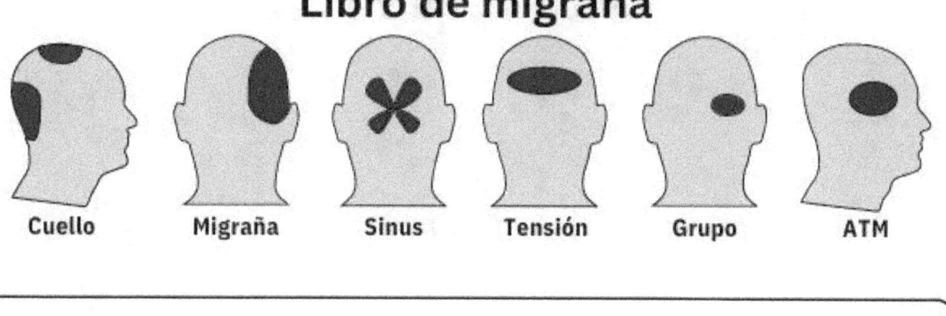

FECHA: _______________   TIEMPO [ ]: __________ __________

☐ ☐ ☐ ☐ ☐ ☐   🌡 _______

Intensidad del dolor

1	2	3	4	5	6	7	8	9	10

Disparadores

☐ Hambre	☐ Insomnio
☐ Luces brillantes	☐ Enfermedad
☐ Café	☐ Cansancio
☐ Estrés en el trabajo	☐ Olores/ Aromas
☐ Estrés en casa	☐ Movimiento
☐ comidas salteadas	☐ Tensión ocular
☐ Ansiedad	☐ _______

Medidas de alivio

Medicación	
Agua	
Dormir	
Ejercicio	
Otros	
Otros	

Notas: _______________

Libro de migraña

Libro de migraña

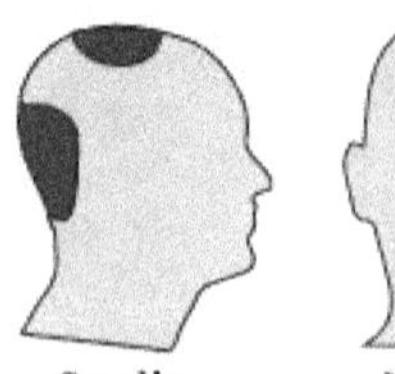

Cuello

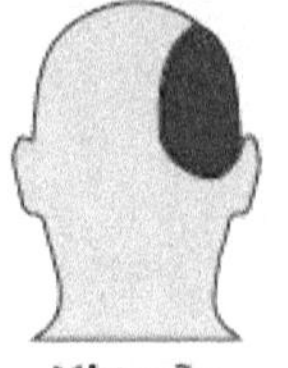

Migraña

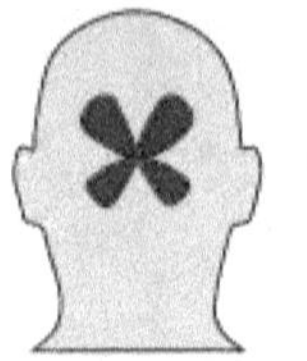

Sinus

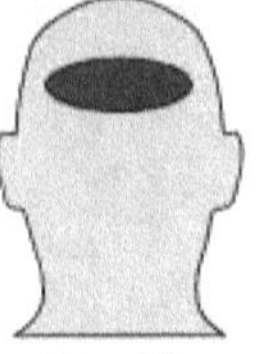

Tensión

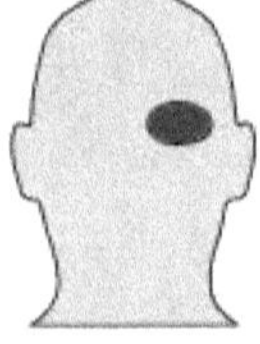

Grupo

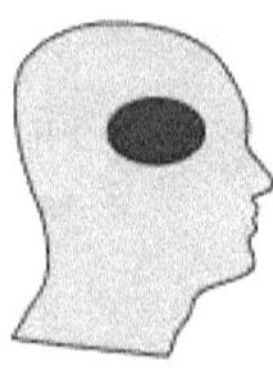

ATM

FECHA: _______________   TIEMPO [ ]: _____________ ___________

☐   ☐   ☐   ☐   ☐   ☐

Intensidad del dolor

1	2	3	4	5	6	7	8	9	10

Disparadores

☐ Hambre

☐ Luces brillantes

☐ Café

☐ Estrés en el trabajo

☐ Estrés en casa

☐ comidas salteadas

☐ Ansiedad

☐ Insomnio

☐ Enfermedad

☐ Cansancio

☐ Olores/ Aromas

☐ Movimiento

☐ Tensión ocular

☐ _______________

Medidas de alivio

Medicación	
Agua	
Dormir	
Ejercicio	
Otros	
Otros	

Notas: _______________

Libro de migraña

Libro de migraña

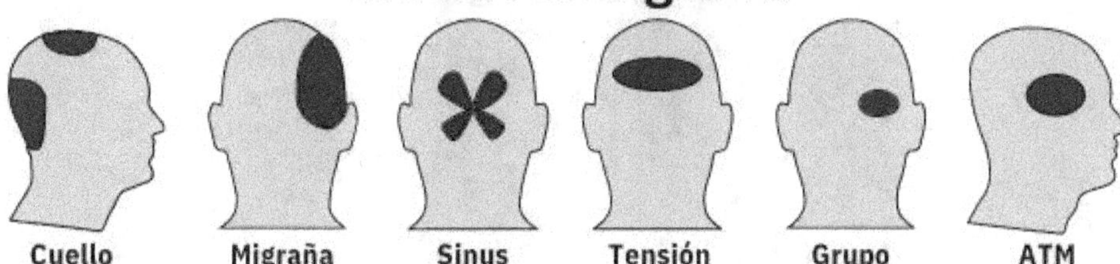

FECHA: _______________________ TIEMPO [ ]: ___________ ___________

☐ ☐ ☐ ☐ ☐ ☐

Intensidad del dolor

1	2	3	4	5	6	7	8	9	10

Disparadores

☐ Hambre	☐ Insomnio
☐ Luces brillantes	☐ Enfermedad
☐ Café	☐ Cansancio
☐ Estrés en el trabajo	☐ Olores/ Aromas
☐ Estrés en casa	☐ Movimiento
☐ comidas salteadas	☐ Tensión ocular
☐ Ansiedad	☐ _______________

Medidas de alivio

Medicación	
Agua	
Dormir	
Ejercicio	
Otros	
Otros	

Notas:

Libro de migraña

Libro de migraña

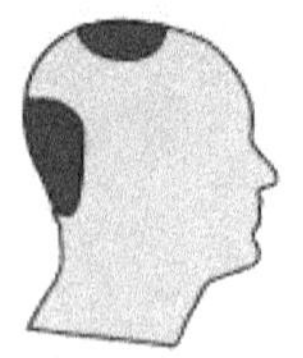 Cuello
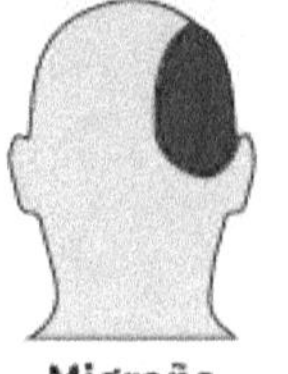 Migraña
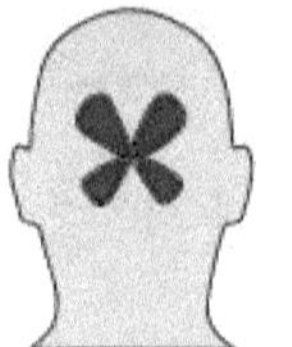 Sinus
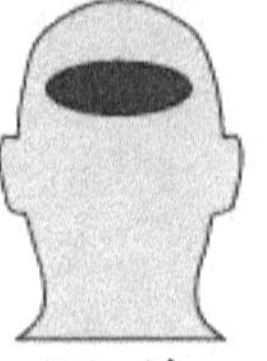 Tensión
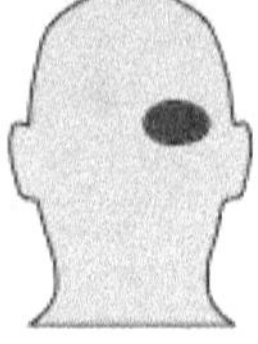 Grupo
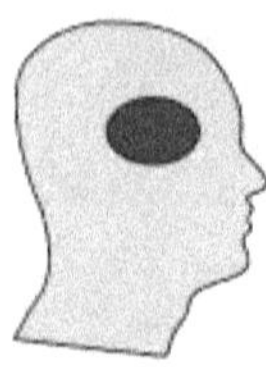 ATM

FECHA: _________________   TIEMPO [ ]: _________________

Intensidad del dolor

1	2	3	4	5	6	7	8	9	10

Disparadores

- ☐ Hambre
- ☐ Luces brillantes
- ☐ Café
- ☐ Estrés en el trabajo
- ☐ Estrés en casa
- ☐ comidas salteadas
- ☐ Ansiedad
- ☐ Insomnio
- ☐ Enfermedad
- ☐ Cansancio
- ☐ Olores/ Aromas
- ☐ Movimiento
- ☐ Tensión ocular
- ☐ _______________

Medidas de alivio

Medicación	
Agua	
Dormir	
Ejercicio	
Otros	
Otros	

Notas: _______________

Libro de migraña

Libro de migraña

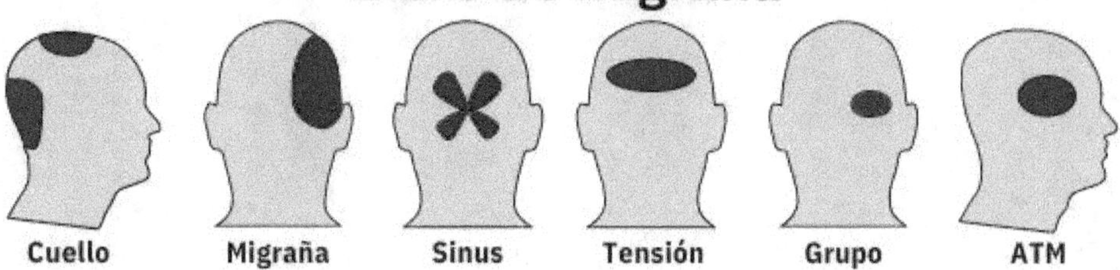

FECHA: _______________   **TIEMPO [ ]:** _____________ ____________

☐ ☐ ☐ ☐ ☐ ☐

Intensidad del dolor

1	2	3	4	5	6	7	8	9	10

Disparadores

☐ Hambre   ☐ Insomnio

☐ Luces brillantes   ☐ Enfermedad

☐ Café   ☐ Cansancio

☐ Estrés en el trabajo   ☐ Olores/ Aromas

☐ Estrés en casa   ☐ Movimiento

☐ comidas salteadas   ☐ Tensión ocular

☐ Ansiedad   ☐ _______________

Medidas de alivio

Medicación	
Agua	
Dormir	
Ejercicio	
Otros	
Otros	

Notas: ____

Libro de migraña

Libro de migraña

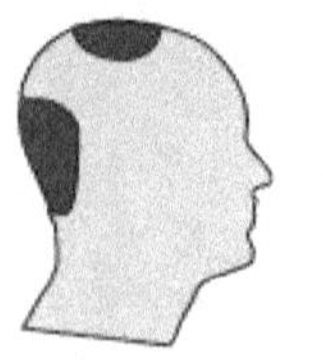 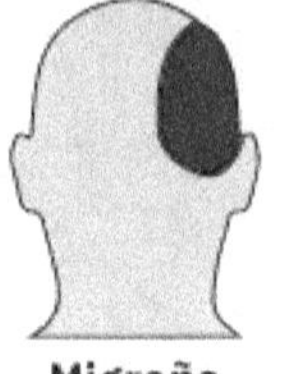 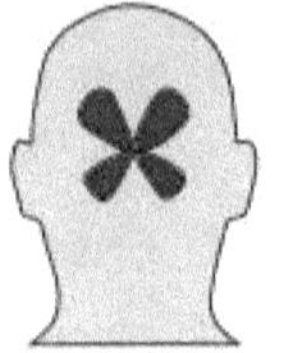 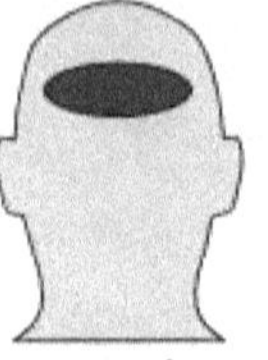 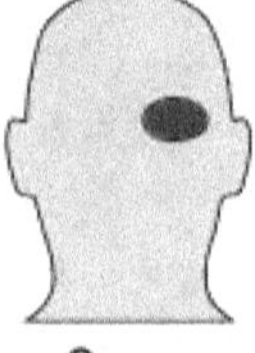 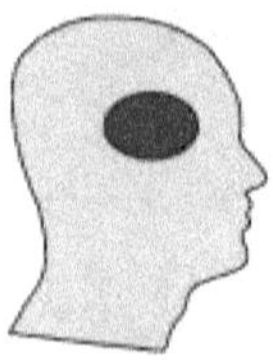

| Cuello | Migraña | Sinus | Tensión | Grupo | ATM |

FECHA: _______________   **TIEMPO [ ]:** ___________   ___________

☐   ☐   ☐   ☐   ☐   ☐   _____________

Intensidad del dolor

1	2	3	4	5	6	7	8	9	10

Disparadores

☐ Hambre	☐ Insomnio
☐ Luces brillantes	☐ Enfermedad
☐ Café	☐ Cansancio
☐ Estrés en el trabajo	☐ Olores/ Aromas
☐ Estrés en casa	☐ Movimiento
☐ comidas salteadas	☐ Tensión ocular
☐ Ansiedad	☐ _________________

Medidas de alivio

Medicación	
Agua	
Dormir	
Ejercicio	
Otros	
Otros	

Notas: ____

Libro de migraña

Libro de migraña

Cuello   Migraña   Sinus   Tensión   Grupo   ATM

FECHA: _________________   **TIEMPO [ ]:** _________________

Intensidad del dolor

1	2	3	4	5	6	7	8	9	10

Disparadores

- ☐ Hambre
- ☐ Luces brillantes
- ☐ Café
- ☐ Estrés en el trabajo
- ☐ Estrés en casa
- ☐ comidas salteadas
- ☐ Ansiedad

- ☐ Insomnio
- ☐ Enfermedad
- ☐ Cansancio
- ☐ Olores/ Aromas
- ☐ Movimiento
- ☐ Tensión ocular
- ☐ _________________

Medidas de alivio

Medicación	
Agua	
Dormir	
Ejercicio	
Otros	
Otros	

Notas: _________________

Libro de migraña

Libro de migraña

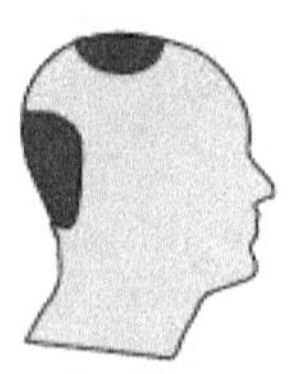
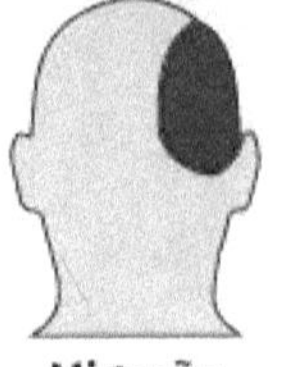
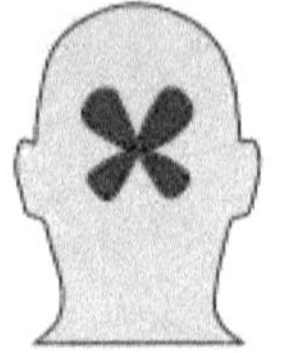
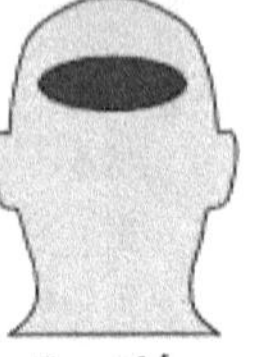
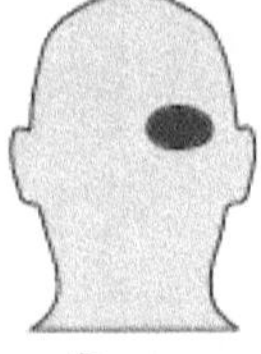
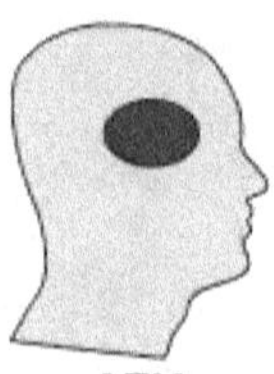

| Cuello | Migraña | Sinus | Tensión | Grupo | ATM |

FECHA: _______________   **TIEMPO [ ]:** _______________   _______________

☐   ☐   ☐   ☐   ☐   ☐

Intensidad del dolor

| 1 | 2 | 3 | 4 | 5 | 6 | 7 | 8 | 9 | 10 |

Disparadores

☐ Hambre   ☐ Insomnio

☐ Luces brillantes   ☐ Enfermedad

☐ Café   ☐ Cansancio

☐ Estrés en el trabajo   ☐ Olores/ Aromas

☐ Estrés en casa   ☐ Movimiento

☐ comidas salteadas   ☐ Tensión ocular

☐ Ansiedad   ☐ _______________

Medidas de alivio

Medicación	
Agua	
Dormir	
Ejercicio	
Otros	
Otros	

Notas: _______________

Libro de migraña

Libro de migraña

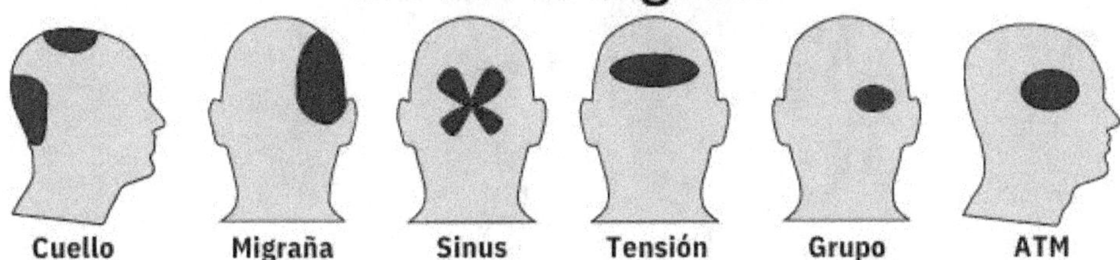

FECHA: _______________ TIEMPO [ ]: __________ __________

☐	☐	☐	☐	☐	☐	

Intensidad del dolor

1	2	3	4	5	6	7	8	9	10

Disparadores

☐ Hambre	☐ Insomnio
☐ Luces brillantes	☐ Enfermedad
☐ Café	☐ Cansancio
☐ Estrés en el trabajo	☐ Olores/ Aromas
☐ Estrés en casa	☐ Movimiento
☐ comidas salteadas	☐ Tensión ocular
☐ Ansiedad	☐ _______________

Medidas de alivio

Medicación	
Agua	
Dormir	
Ejercicio	
Otros	
Otros	

Notas: ____

Libro de migraña

Libro de migraña

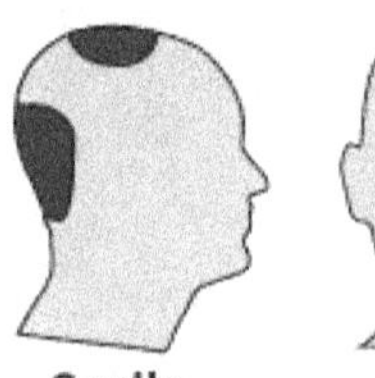 Cuello 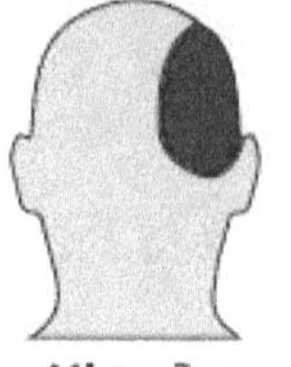 Migraña 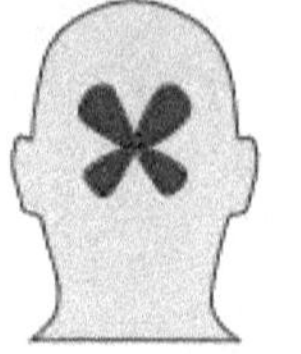 Sinus 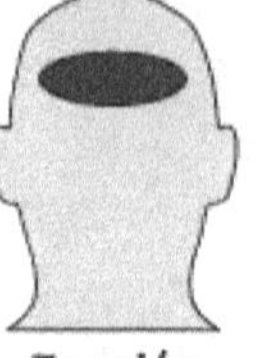 Tensión 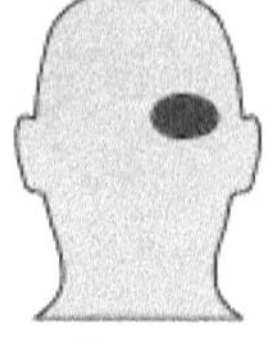 Grupo 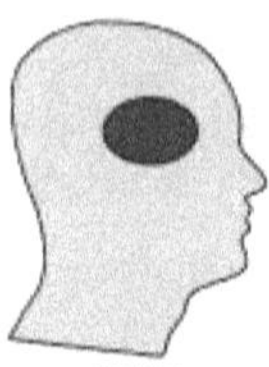 ATM

FECHA: _______________   TIEMPO [ ]: _______________   _______________

□   □   □   □   □   □

Intensidad del dolor

1	2	3	4	5	6	7	8	9	10

Disparadores

□ Hambre	□ Insomnio
□ Luces brillantes	□ Enfermedad
□ Café	□ Cansancio
□ Estrés en el trabajo	□ Olores/ Aromas
□ Estrés en casa	□ Movimiento
□ comidas salteadas	□ Tensión ocular
□ Ansiedad	□ _______________

Medidas de alivio

Medicación	
Agua	
Dormir	
Ejercicio	
Otros	
Otros	

Notas: _______________________________________

Libro de migraña

Libro de migraña

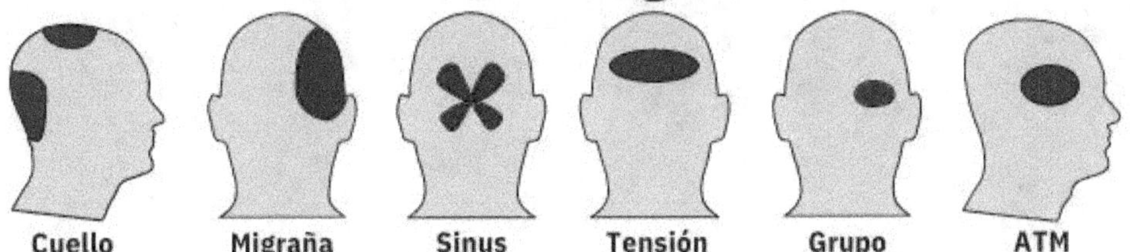

FECHA: ________________   **TIEMPO [ ]:** __________   __________

Intensidad del dolor

1	2	3	4	5	6	7	8	9	10

Disparadores

☐ Hambre	☐ Insomnio
☐ Luces brillantes	☐ Enfermedad
☐ Café	☐ Cansancio
☐ Estrés en el trabajo	☐ Olores/ Aromas
☐ Estrés en casa	☐ Movimiento
☐ comidas salteadas	☐ Tensión ocular
☐ Ansiedad	☐ _______________

Medidas de alivio

Medicación	
Agua	
Dormir	
Ejercicio	
Otros	
Otros	

Notas: _______________________________________

Libro de migraña

Libro de migraña

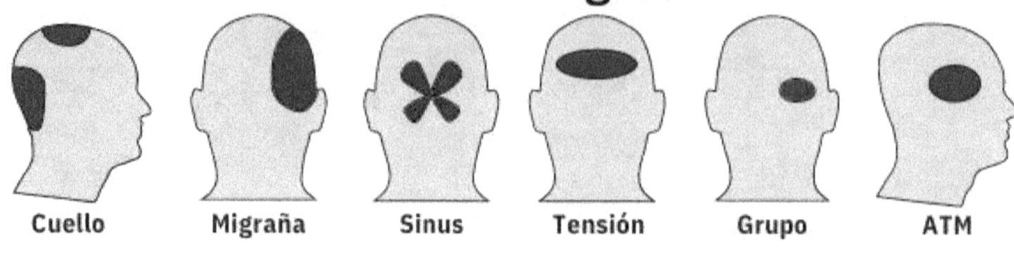

FECHA: _______________   **TIEMPO [ ]:** _____________ ____________

Intensidad del dolor

1	2	3	4	5	6	7	8	9	10

Disparadores

- ☐ Hambre
- ☐ Luces brillantes
- ☐ Café
- ☐ Estrés en el trabajo
- ☐ Estrés en casa
- ☐ comidas salteadas
- ☐ Ansiedad

- ☐ Insomnio
- ☐ Enfermedad
- ☐ Cansancio
- ☐ Olores/ Aromas
- ☐ Movimiento
- ☐ Tensión ocular
- ☐ _______________

Medidas de alivio

Medicación	
Agua	
Dormir	
Ejercicio	
Otros	
Otros	

Notas: _______________

Libro de migraña

Libro de migraña

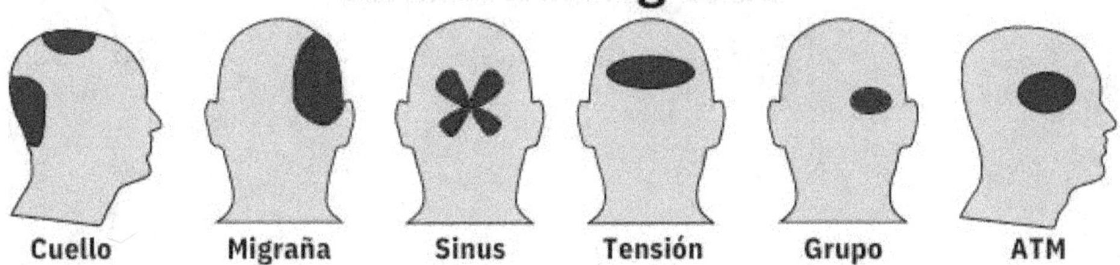

FECHA: _________________   **TIEMPO [ ]:** _________________ _________________

☐   ☐   ☐   ☐   ☐   ☐   _________________

Intensidad del dolor

1	2	3	4	5	6	7	8	9	10

Disparadores

☐ Hambre	☐ Insomnio
☐ Luces brillantes	☐ Enfermedad
☐ Café	☐ Cansancio
☐ Estrés en el trabajo	☐ Olores/ Aromas
☐ Estrés en casa	☐ Movimiento
☐ comidas salteadas	☐ Tensión ocular
☐ Ansiedad	☐ _________________

Medidas de alivio

Medicación	
Agua	
Dormir	
Ejercicio	
Otros	
Otros	

Notas: _________________

Libro de migraña

Libro de migraña

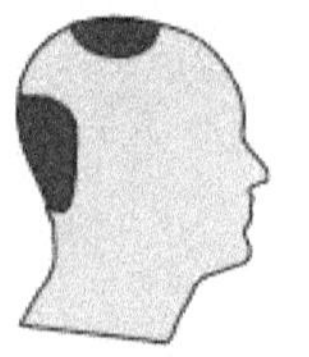

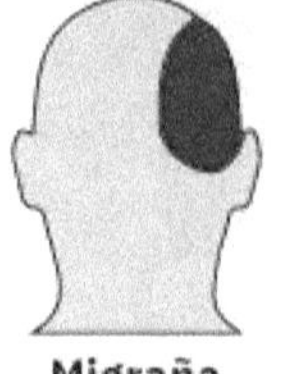

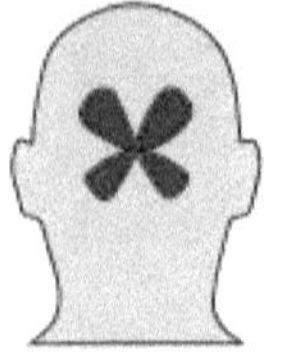

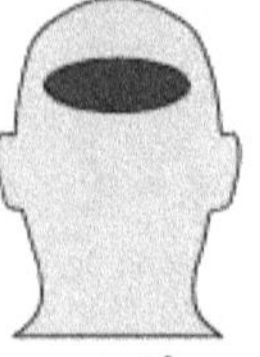

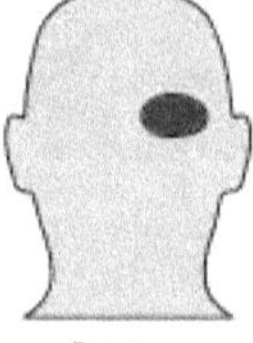

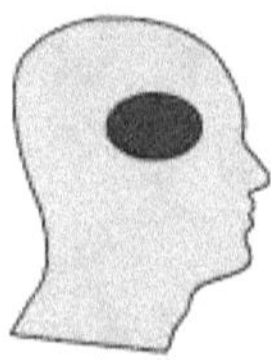

FECHA: ______________ TIEMPO [ ]: __________ __________

☐ ☐ ☐ ☐ ☐ ☐

Intensidad del dolor

1	2	3	4	5	6	7	8	9	10

Disparadores

☐ Hambre ☐ Insomnio

☐ Luces brillantes ☐ Enfermedad

☐ Café ☐ Cansancio

☐ Estrés en el trabajo ☐ Olores/ Aromas

☐ Estrés en casa ☐ Movimiento

☐ comidas salteadas ☐ Tensión ocular

☐ Ansiedad ☐ ______________

Medidas de alivio

Medicación	
Agua	
Dormir	
Ejercicio	
Otros	
Otros	

Notas: ______________

Libro de migraña

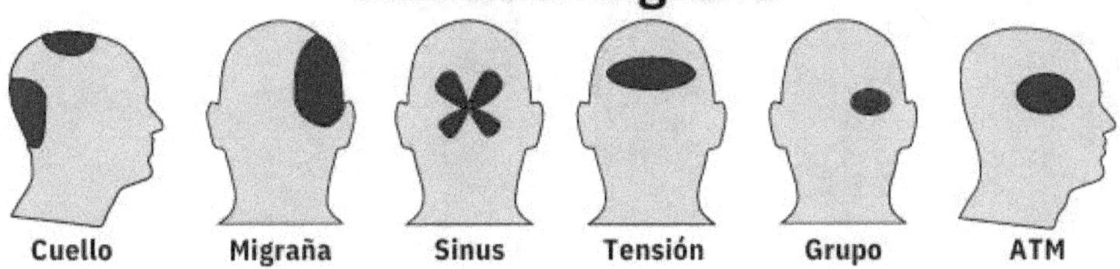

FECHA: _______________   TIEMPO [ ]: _____________ _____________

Intensidad del dolor

1	2	3	4	5	6	7	8	9	10

Disparadores

- ☐ Hambre
- ☐ Luces brillantes
- ☐ Café
- ☐ Estrés en el trabajo
- ☐ Estrés en casa
- ☐ comidas salteadas
- ☐ Ansiedad

- ☐ Insomnio
- ☐ Enfermedad
- ☐ Cansancio
- ☐ Olores/ Aromas
- ☐ Movimiento
- ☐ Tensión ocular
- ☐ _______________

Medidas de alivio

Medicación	
Agua	
Dormir	
Ejercicio	
Otros	
Otros	

Notas: ____

Libro de migraña

Libro de migraña

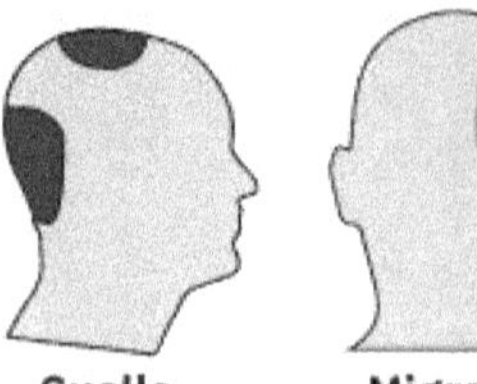 Cuello   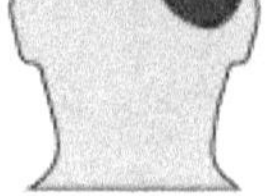 Migraña   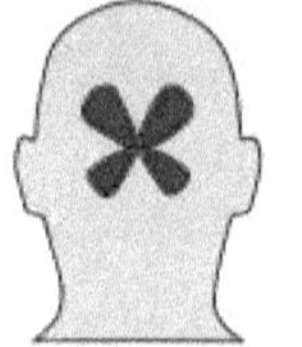 Sinus   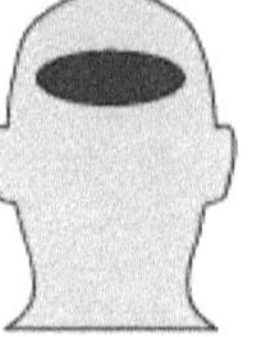 Tensión   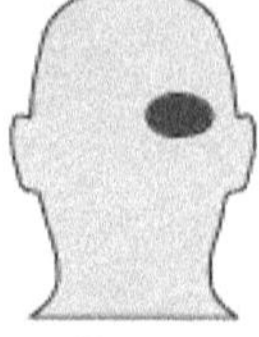 Grupo   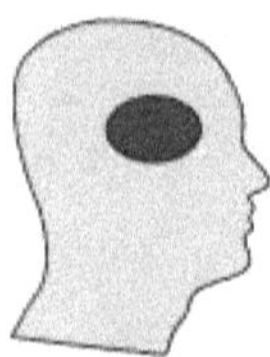 ATM

FECHA: _______________ **TIEMPO [ ]:** _______________

☀ ☐   ⛅ ☐   🌦 ☐   🌧 ☐   🌧 ☐   🌨 ☐   🌡 _______________

Intensidad del dolor

1	2	3	4	5	6	7	8	9	10

Disparadores

☐ Hambre	☐ Insomnio
☐ Luces brillantes	☐ Enfermedad
☐ Café	☐ Cansancio
☐ Estrés en el trabajo	☐ Olores/ Aromas
☐ Estrés en casa	☐ Movimiento
☐ comidas salteadas	☐ Tensión ocular
☐ Ansiedad	☐ _______________

Medidas de alivio

Medicación	
Agua	
Dormir	
Ejercicio	
Otros	
Otros	

Notas: _______________

Libro de migraña

Libro de migraña

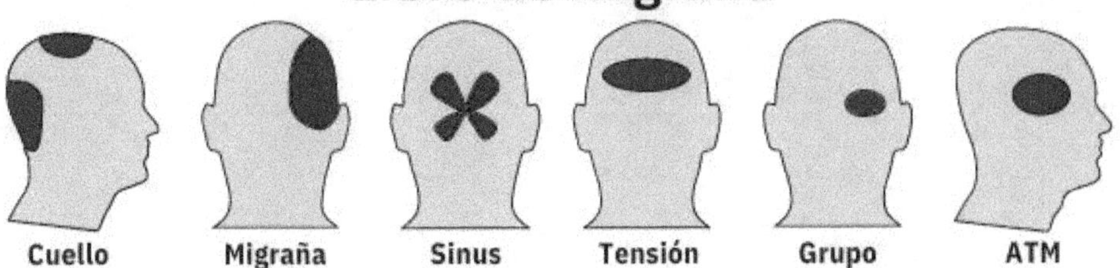

FECHA: _______________________   TIEMPO [ ]: __________ __________

☀ ☁ ⛅ 🌧 🌦 🌨 🌡 __________

Intensidad del dolor

1	2	3	4	5	6	7	8	9	10

Disparadores

- ☐ Hambre
- ☐ Luces brillantes
- ☐ Café
- ☐ Estrés en el trabajo
- ☐ Estrés en casa
- ☐ comidas salteadas
- ☐ Ansiedad

- ☐ Insomnio
- ☐ Enfermedad
- ☐ Cansancio
- ☐ Olores/ Aromas
- ☐ Movimiento
- ☐ Tensión ocular
- ☐ _______________

Medidas de alivio

Medicación	
Agua	
Dormir	
Ejercicio	
Otros	
Otros	

Notas:

Libro de migraña

Libro de migraña

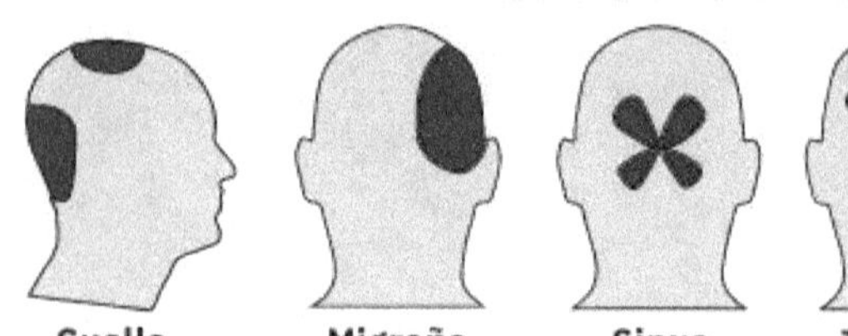

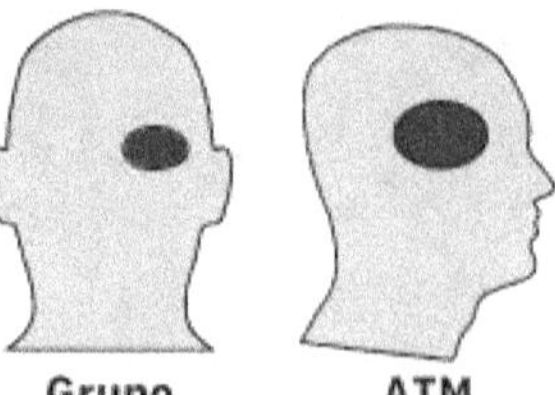

| Cuello | Migraña | Sinus | Tensión | Grupo | ATM |

FECHA: ________________ **TIEMPO [ ]:** ________________ ________________

☐ ☐ ☐ ☐ ☐ ☐

Intensidad del dolor

1	2	3	4	5	6	7	8	9	10

Disparadores

☐ Hambre	☐ Insomnio
☐ Luces brillantes	☐ Enfermedad
☐ Café	☐ Cansancio
☐ Estrés en el trabajo	☐ Olores/ Aromas
☐ Estrés en casa	☐ Movimiento
☐ comidas salteadas	☐ Tensión ocular
☐ Ansiedad	☐ ________________

Medidas de alivio

Medicación	
Agua	
Dormir	
Ejercicio	
Otros	
Otros	

Notas: ________________

Libro de migraña

Libro de migraña

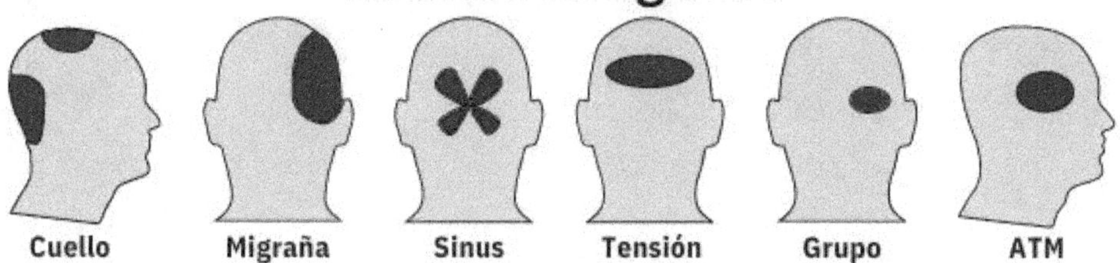

FECHA: ________________   TIEMPO [ ]: __________ __________

Intensidad del dolor

1	2	3	4	5	6	7	8	9	10

Disparadores

☐ Hambre	☐ Insomnio
☐ Luces brillantes	☐ Enfermedad
☐ Café	☐ Cansancio
☐ Estrés en el trabajo	☐ Olores/ Aromas
☐ Estrés en casa	☐ Movimiento
☐ comidas salteadas	☐ Tensión ocular
☐ Ansiedad	☐ _____________

Medidas de alivio

Medicación	
Agua	
Dormir	
Ejercicio	
Otros	
Otros	

Notas: ____

Libro de migraña

Libro de migraña

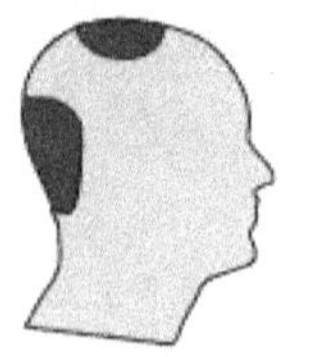 **Cuello**
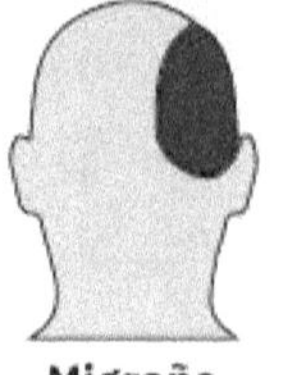 **Migraña**
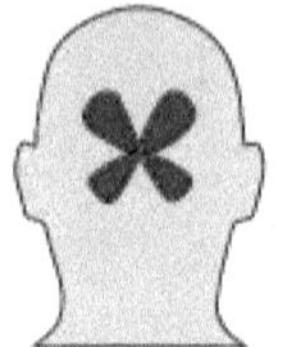 **Sinus**
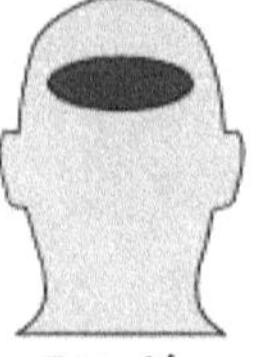 **Tensión**
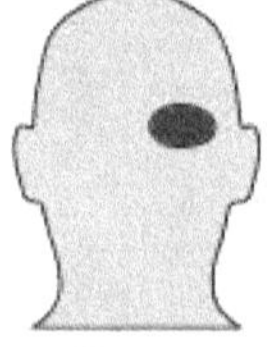 **Grupo**
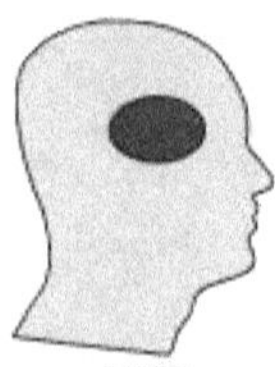 **ATM**

FECHA: _______________   TIEMPO [ ]: _____________ __________

Intensidad del dolor

1	2	3	4	5	6	7	8	9	10

Disparadores

- ☐ Hambre
- ☐ Luces brillantes
- ☐ Café
- ☐ Estrés en el trabajo
- ☐ Estrés en casa
- ☐ comidas salteadas
- ☐ Ansiedad

- ☐ Insomnio
- ☐ Enfermedad
- ☐ Cansancio
- ☐ Olores/ Aromas
- ☐ Movimiento
- ☐ Tensión ocular
- ☐ _______________

Medidas de alivio

Medicación	
Agua	
Dormir	
Ejercicio	
Otros	
Otros	

Notas: _______________

Libro de migraña

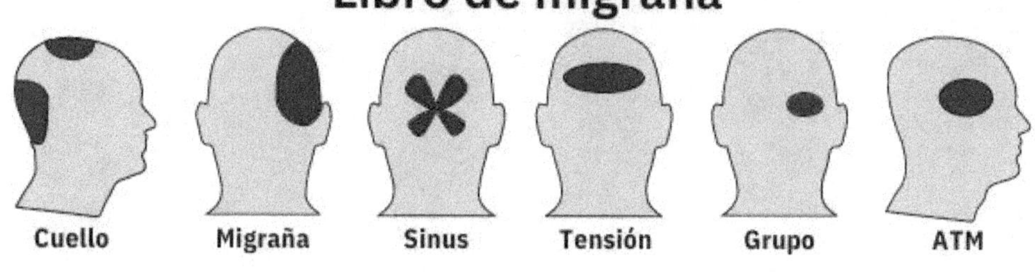

FECHA: _______________   TIEMPO [ ]: __________   __________

☐ ☐ ☐ ☐ ☐ ☐   🌡 __________

Intensidad del dolor

1	2	3	4	5	6	7	8	9	10

Disparadores

☐ Hambre		☐ Insomnio	
☐ Luces brillantes		☐ Enfermedad	
☐ Café		☐ Cansancio	
☐ Estrés en el trabajo		☐ Olores/ Aromas	
☐ Estrés en casa		☐ Movimiento	
☐ comidas salteadas		☐ Tensión ocular	
☐ Ansiedad		☐ _____________	

Medidas de alivio

Medicación	
Agua	
Dormir	
Ejercicio	
Otros	
Otros	

Notas: _______________

Libro de migraña

Libro de migraña

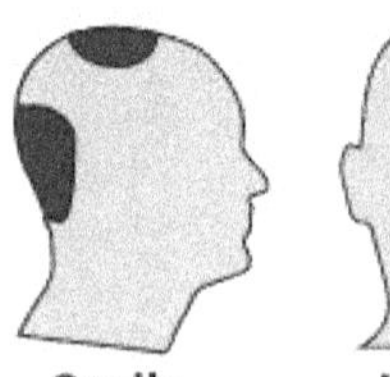

Cuello

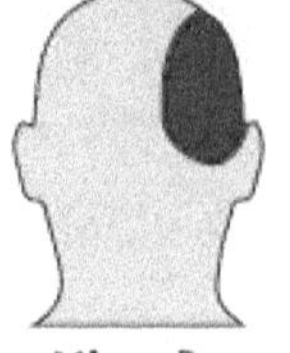

Migraña

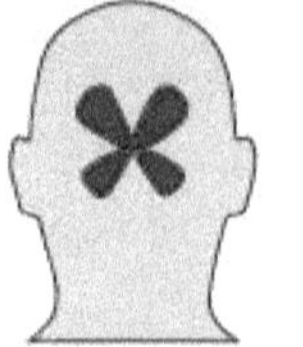

Sinus

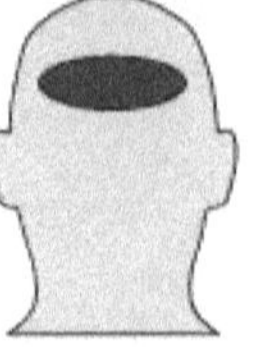

Tensión

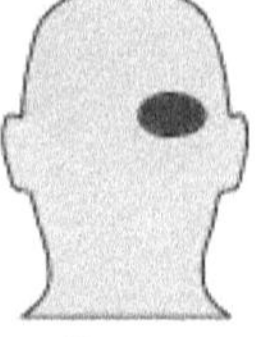

Grupo

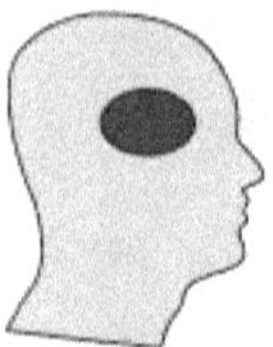

ATM

FECHA: _________________   TIEMPO [ ]: _________   _________

Intensidad del dolor

1	2	3	4	5	6	7	8	9	10

Disparadores

- ☐ Hambre
- ☐ Luces brillantes
- ☐ Café
- ☐ Estrés en el trabajo
- ☐ Estrés en casa
- ☐ comidas salteadas
- ☐ Ansiedad
- ☐ Insomnio
- ☐ Enfermedad
- ☐ Cansancio
- ☐ Olores/ Aromas
- ☐ Movimiento
- ☐ Tensión ocular
- ☐ _______________

Medidas de alivio

Medicación	
Agua	
Dormir	
Ejercicio	
Otros	
Otros	

Notas: _______________________________

Libro de migraña

Libro de migraña

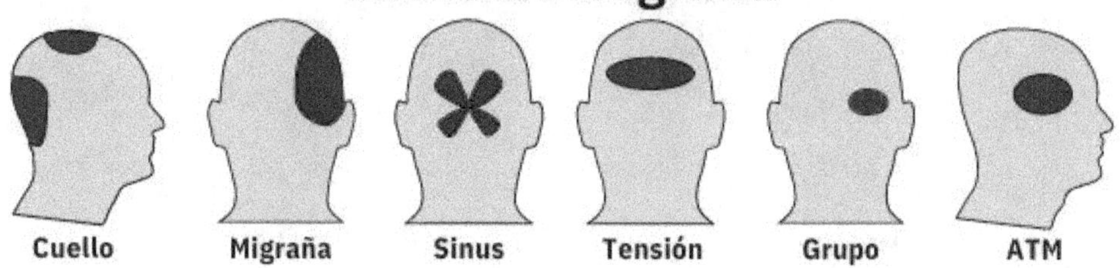

FECHA: _______________ **TIEMPO [ ]:** _____________ ___________

Intensidad del dolor

1	2	3	4	5	6	7	8	9	10

Disparadores

- ☐ Hambre
- ☐ Luces brillantes
- ☐ Café
- ☐ Estrés en el trabajo
- ☐ Estrés en casa
- ☐ comidas salteadas
- ☐ Ansiedad

- ☐ Insomnio
- ☐ Enfermedad
- ☐ Cansancio
- ☐ Olores/ Aromas
- ☐ Movimiento
- ☐ Tensión ocular
- ☐ _______________

Medidas de alivio

Medicación	
Agua	
Dormir	
Ejercicio	
Otros	
Otros	

Notas: _______________________________________

Libro de migraña

Libro de migraña

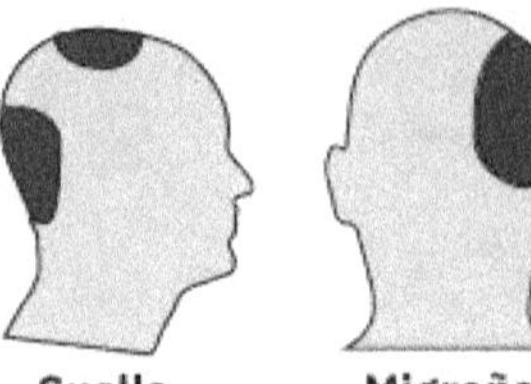
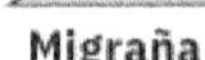
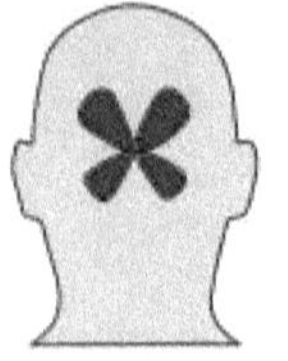
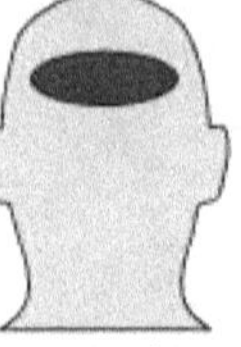
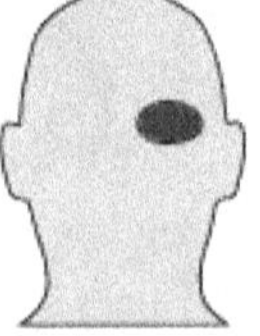
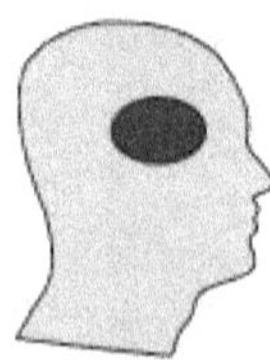

| Cuello | Migraña | Sinus | Tensión | Grupo | ATM |

FECHA: _______________   **TIEMPO [ ]:** _________ _________

☐ ☐ ☐ ☐ ☐ ☐   🌡 _________

Intensidad del dolor

1	2	3	4	5	6	7	8	9	10

Disparadores

☐ Hambre	☐ Insomnio
☐ Luces brillantes	☐ Enfermedad
☐ Café	☐ Cansancio
☐ Estrés en el trabajo	☐ Olores/ Aromas
☐ Estrés en casa	☐ Movimiento
☐ comidas salteadas	☐ Tensión ocular
☐ Ansiedad	☐ _______________

Medidas de alivio

Medicación	
Agua	
Dormir	
Ejercicio	
Otros	
Otros	

Notas: _______________

Libro de migraña

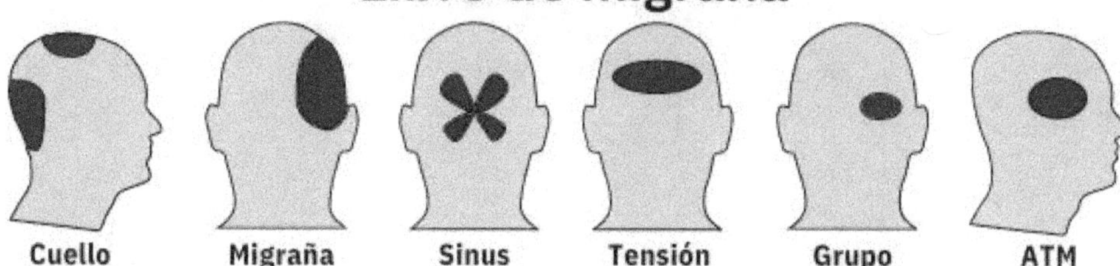

FECHA: _______________   TIEMPO [ ]: ___________   ___________

Intensidad del dolor

1	2	3	4	5	6	7	8	9	10

Disparadores

- ☐ Hambre
- ☐ Luces brillantes
- ☐ Café
- ☐ Estrés en el trabajo
- ☐ Estrés en casa
- ☐ comidas salteadas
- ☐ Ansiedad

- ☐ Insomnio
- ☐ Enfermedad
- ☐ Cansancio
- ☐ Olores/ Aromas
- ☐ Movimiento
- ☐ Tensión ocular
- ☐ _______________

Medidas de alivio

Medicación	
Agua	
Dormir	
Ejercicio	
Otros	
Otros	

Notas:

Libro de migraña

Libro de migraña

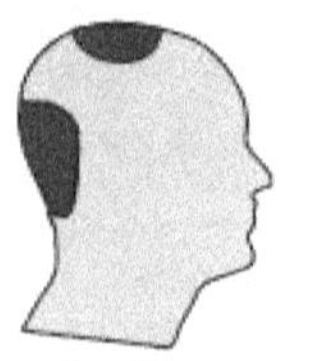
Cuello

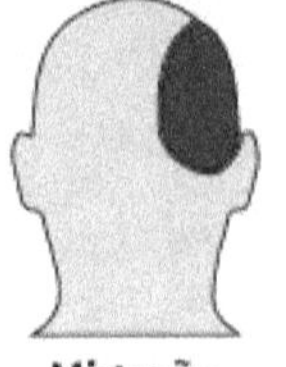
Migraña

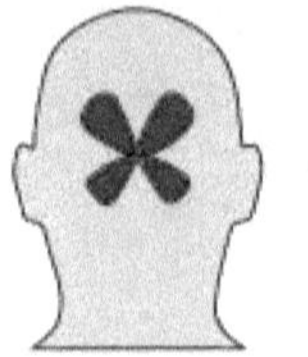
Sinus

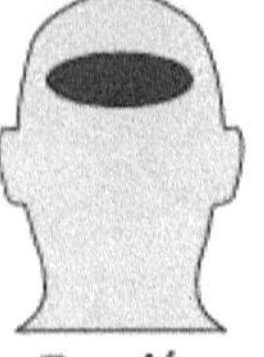
Tensión

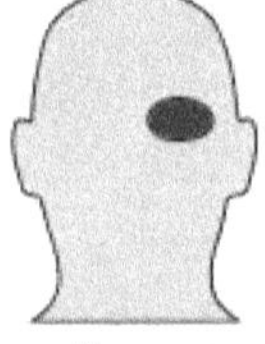
Grupo

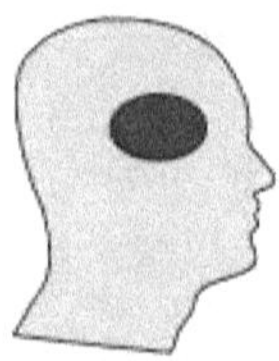
ATM

FECHA: ________________   TIEMPO [ ]: __________   __________

☐   ☐   ☐   ☐   ☐   ☐   🌡 ________

Intensidad del dolor

1	2	3	4	5	6	7	8	9	10

Disparadores

☐ Hambre	☐ Insomnio
☐ Luces brillantes	☐ Enfermedad
☐ Café	☐ Cansancio
☐ Estrés en el trabajo	☐ Olores/ Aromas
☐ Estrés en casa	☐ Movimiento
☐ comidas salteadas	☐ Tensión ocular
☐ Ansiedad	☐ ________________

Medidas de alivio

Medicación	
Agua	
Dormir	
Ejercicio	
Otros	
Otros	

Notas: ________________________________

Libro de migraña

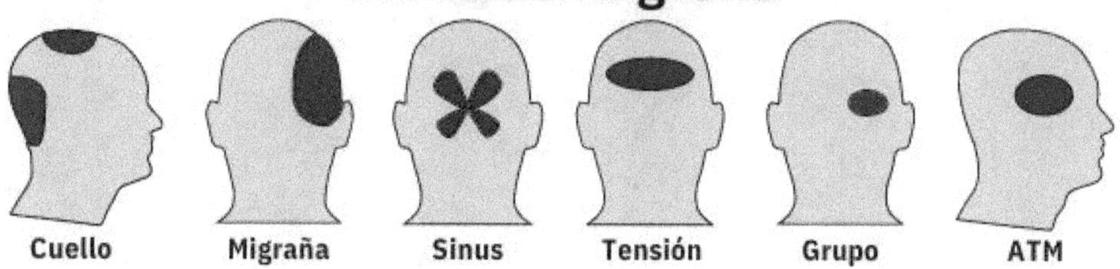

FECHA: _______________   TIEMPO [ ]: __________ _________

Intensidad del dolor

1	2	3	4	5	6	7	8	9	10

Disparadores

☐ Hambre	☐ Insomnio
☐ Luces brillantes	☐ Enfermedad
☐ Café	☐ Cansancio
☐ Estrés en el trabajo	☐ Olores/ Aromas
☐ Estrés en casa	☐ Movimiento
☐ comidas salteadas	☐ Tensión ocular
☐ Ansiedad	☐ _____________

Medidas de alivio

Medicación	
Agua	
Dormir	
Ejercicio	
Otros	
Otros	

Notas:

Libro de migraña

Libro de migraña

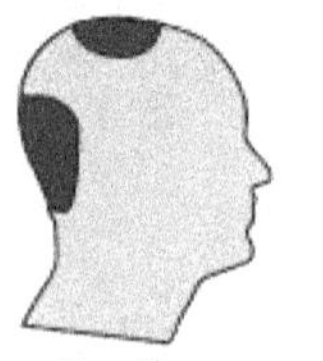 Cuello 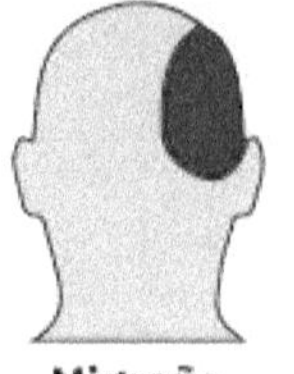 Migraña 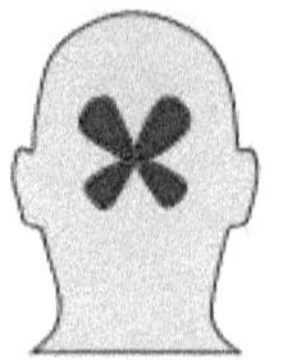 Sinus 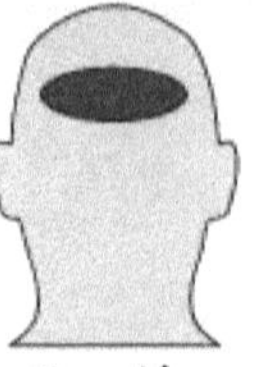 Tensión 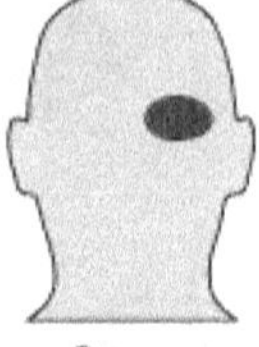 Grupo 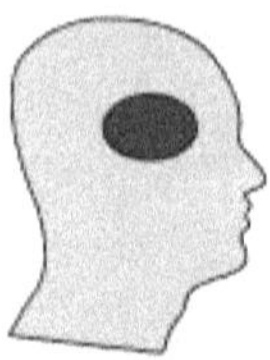 ATM

FECHA: _______________   TIEMPO [ ]: _____________ _____________

☐ ☐ ☐ ☐ ☐ ☐ 🌡 _____________

Intensidad del dolor

1	2	3	4	5	6	7	8	9	10

Disparadores

☐ Hambre	☐ Insomnio
☐ Luces brillantes	☐ Enfermedad
☐ Café	☐ Cansancio
☐ Estrés en el trabajo	☐ Olores/ Aromas
☐ Estrés en casa	☐ Movimiento
☐ comidas salteadas	☐ Tensión ocular
☐ Ansiedad	☐ _______________

Medidas de alivio

Medicación	
Agua	
Dormir	
Ejercicio	
Otros	
Otros	

Notas: _______________________________________

Libro de migraña

Libro de migraña

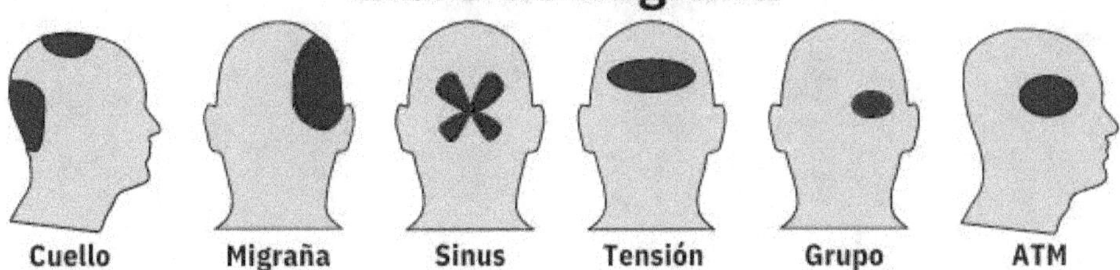

FECHA: ______________________   **TIEMPO [ ]:** ______________   ______________

Intensidad del dolor

1	2	3	4	5	6	7	8	9	10

Disparadores

- ☐ Hambre
- ☐ Luces brillantes
- ☐ Café
- ☐ Estrés en el trabajo
- ☐ Estrés en casa
- ☐ comidas salteadas
- ☐ Ansiedad

- ☐ Insomnio
- ☐ Enfermedad
- ☐ Cansancio
- ☐ Olores/ Aromas
- ☐ Movimiento
- ☐ Tensión ocular
- ☐ ______________

Medidas de alivio

Medicación	
Agua	
Dormir	
Ejercicio	
Otros	
Otros	

Notas: ______________________

Libro de migraña

Libro de migraña

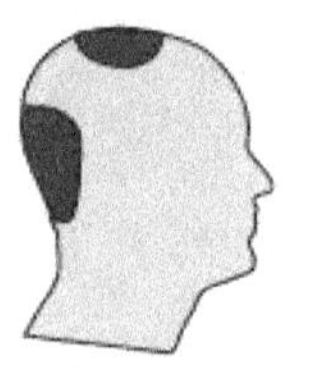
Cuello

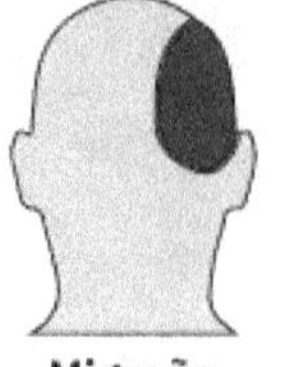
Migraña

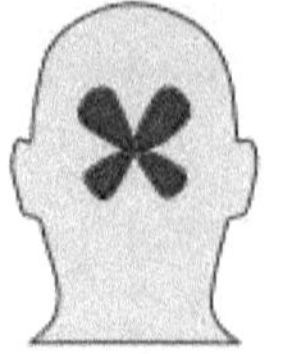
Sinus

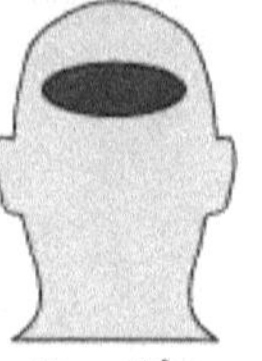
Tensión

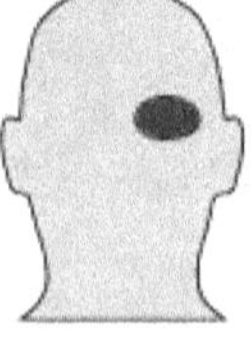
Grupo

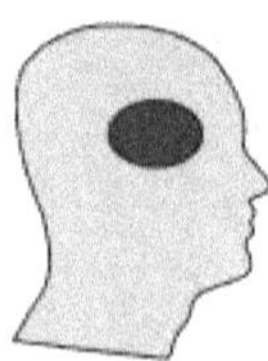
ATM

FECHA: _______________   **TIEMPO [ ]:** _______________

☀ ☐   ⛅ ☐   🌦 ☐   🌧 ☐   🌧 ☐   🌨 ☐   🌡 _______

Intensidad del dolor

1	2	3	4	5	6	7	8	9	10

Disparadores

☐ Hambre	☐ Insomnio
☐ Luces brillantes	☐ Enfermedad
☐ Café	☐ Cansancio
☐ Estrés en el trabajo	☐ Olores/ Aromas
☐ Estrés en casa	☐ Movimiento
☐ comidas salteadas	☐ Tensión ocular
☐ Ansiedad	☐ _______________

Medidas de alivio

Medicación	
Agua	
Dormir	
Ejercicio	
Otros	
Otros	

Notas: _______________

Libro de migraña

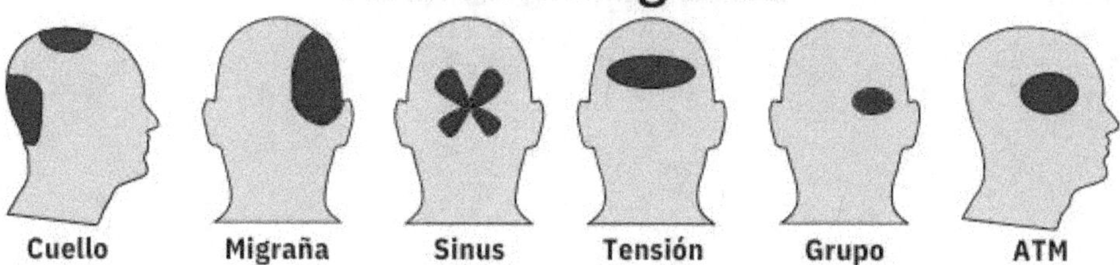

FECHA: ______________________   TIEMPO [ ]: __________ __________

Intensidad del dolor

1	2	3	4	5	6	7	8	9	10

Disparadores

☐ Hambre ☐ Insomnio

☐ Luces brillantes ☐ Enfermedad

☐ Café ☐ Cansancio

☐ Estrés en el trabajo ☐ Olores/ Aromas

☐ Estrés en casa ☐ Movimiento

☐ comidas salteadas ☐ Tensión ocular

☐ Ansiedad ☐ ______________

Medidas de alivio

Medicación	
Agua	
Dormir	
Ejercicio	
Otros	
Otros	

Notas: ______________________

Libro de migraña

Libro de migraña

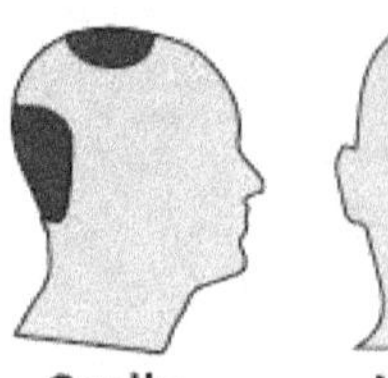 Cuello
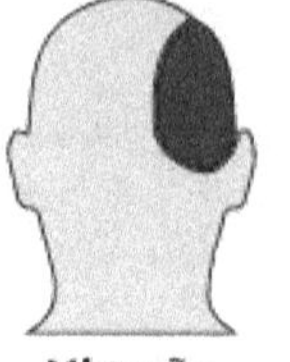 Migraña
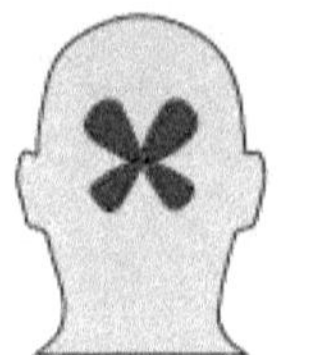 Sinus
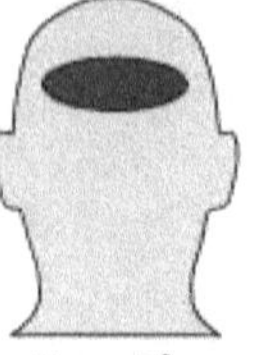 Tensión
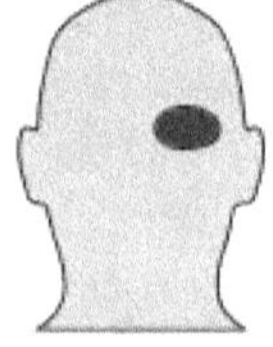 Grupo
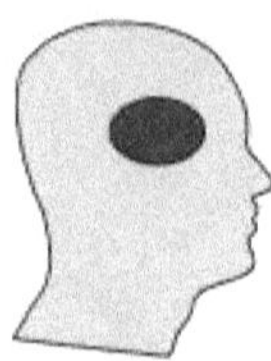 ATM

FECHA: _________________   TIEMPO [ ]: __________   __________

☐ ☐ ☐ ☐ ☐ ☐   🌡 _______

Intensidad del dolor

1	2	3	4	5	6	7	8	9	10

Disparadores

☐ Hambre	☐ Insomnio
☐ Luces brillantes	☐ Enfermedad
☐ Café	☐ Cansancio
☐ Estrés en el trabajo	☐ Olores/ Aromas
☐ Estrés en casa	☐ Movimiento
☐ comidas salteadas	☐ Tensión ocular
☐ Ansiedad	☐ __________

Medidas de alivio

Medicación	
Agua	
Dormir	
Ejercicio	
Otros	
Otros	

Notas: _______________________________________

Libro de migraña

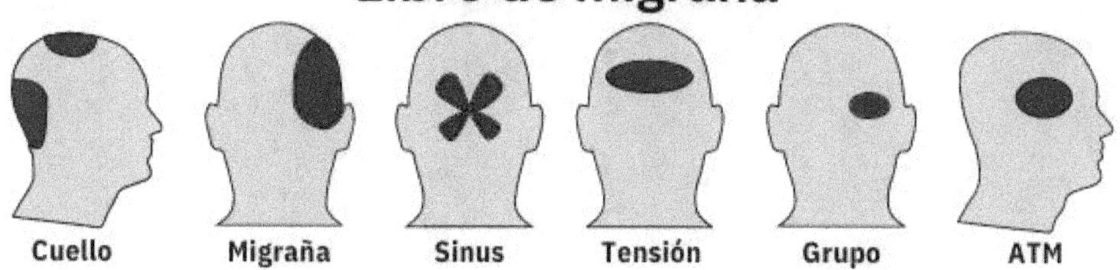

FECHA: _______________   TIEMPO [ ]: _________   _________

☐   ☐   ☐   ☐   ☐   ☐

Intensidad del dolor

1	2	3	4	5	6	7	8	9	10

Disparadores

☐ Hambre ☐ Insomnio

☐ Luces brillantes ☐ Enfermedad

☐ Café ☐ Cansancio

☐ Estrés en el trabajo ☐ Olores/ Aromas

☐ Estrés en casa ☐ Movimiento

☐ comidas salteadas ☐ Tensión ocular

☐ Ansiedad ☐ _______________

Medidas de alivio

Medicación	
Agua	
Dormir	
Ejercicio	
Otros	
Otros	

Notas: ____

Libro de migraña

Libro de migraña

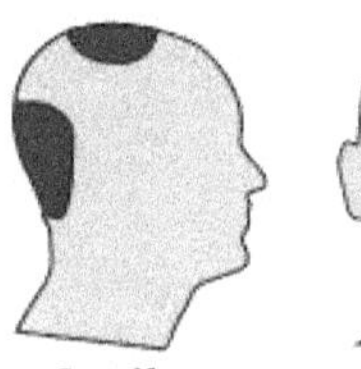
Cuello

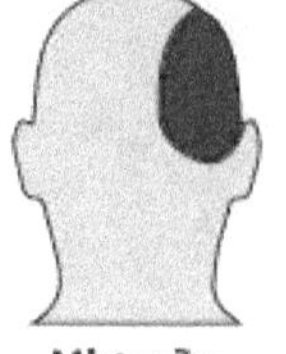
Migraña

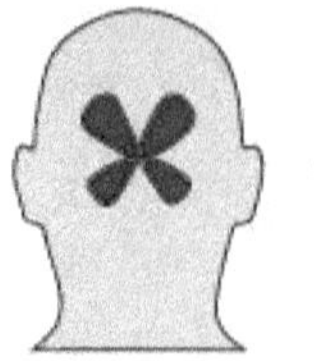
Sinus

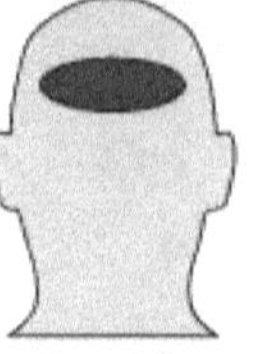
Tensión

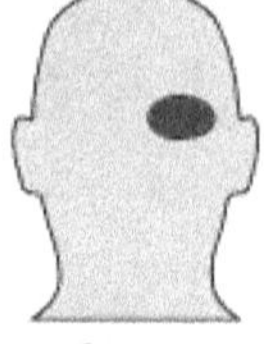
Grupo

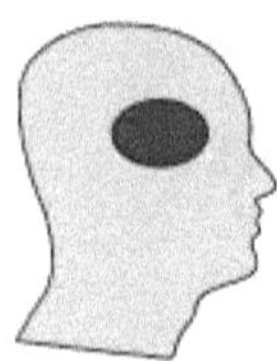
ATM

FECHA: ____________________   TIEMPO [ ]: ____________   ____________

Intensidad del dolor

1	2	3	4	5	6	7	8	9	10

Disparadores

☐ Hambre   ☐ Insomnio

☐ Luces brillantes   ☐ Enfermedad

☐ Café   ☐ Cansancio

☐ Estrés en el trabajo   ☐ Olores/ Aromas

☐ Estrés en casa   ☐ Movimiento

☐ comidas salteadas   ☐ Tensión ocular

☐ Ansiedad   ☐ ______________

Medidas de alivio

Medicación	
Agua	
Dormir	
Ejercicio	
Otros	
Otros	

Notas: ______________________

Libro de migraña

Libro de migraña

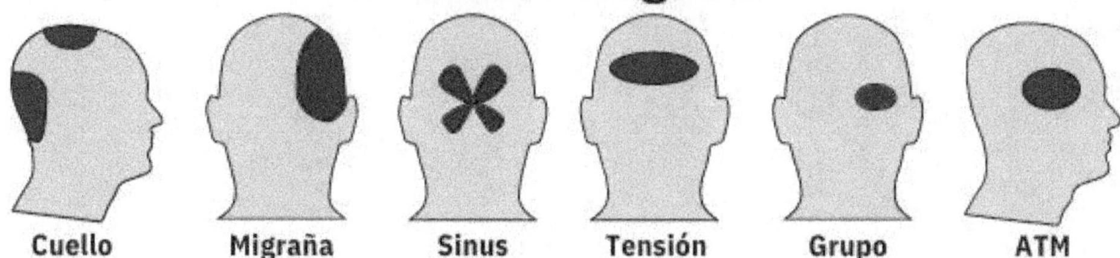

FECHA: _________________   TIEMPO [ ]: _________ _________

☐ ☐ ☐ ☐ ☐ ☐   🌡 _________

Intensidad del dolor

1	2	3	4	5	6	7	8	9	10

Disparadores

☐ Hambre	☐ Insomnio
☐ Luces brillantes	☐ Enfermedad
☐ Café	☐ Cansancio
☐ Estrés en el trabajo	☐ Olores/ Aromas
☐ Estrés en casa	☐ Movimiento
☐ comidas salteadas	☐ Tensión ocular
☐ Ansiedad	☐ _____________

Medidas de alivio

Medicación	
Agua	
Dormir	
Ejercicio	
Otros	
Otros	

Notas: _______________________________

Libro de migraña

Libro de migraña

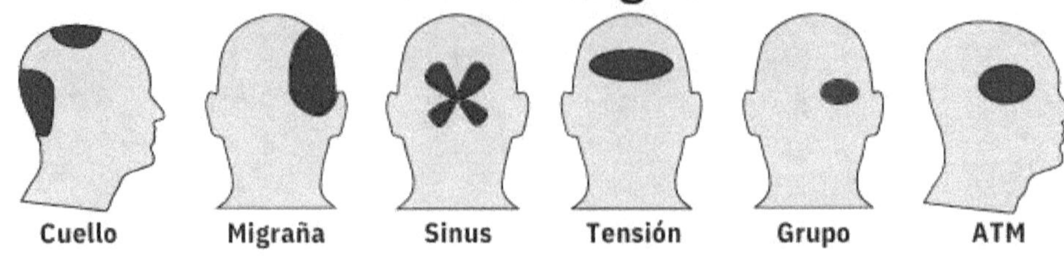

FECHA: _______________   TIEMPO [ ]: _________   _________

Intensidad del dolor

1	2	3	4	5	6	7	8	9	10

Disparadores

☐ Hambre   ☐ Insomnio

☐ Luces brillantes   ☐ Enfermedad

☐ Café   ☐ Cansancio

☐ Estrés en el trabajo   ☐ Olores/ Aromas

☐ Estrés en casa   ☐ Movimiento

☐ comidas salteadas   ☐ Tensión ocular

☐ Ansiedad   ☐ _______________

Medidas de alivio

Medicación	
Agua	
Dormir	
Ejercicio	
Otros	
Otros	

Notas: _______________

Libro de migraña

Libro de migraña

| Cuello | Migraña | Sinus | Tensión | Grupo | ATM |

FECHA: _______________   **TIEMPO [ ]:** ___________   ___________

☐   ☐   ☐   ☐   ☐   ☐   🌡 _________

Intensidad del dolor

| 1 | 2 | 3 | 4 | 5 | 6 | 7 | 8 | 9 | 10 |

Disparadores

☐ Hambre	☐ Insomnio
☐ Luces brillantes	☐ Enfermedad
☐ Café	☐ Cansancio
☐ Estrés en el trabajo	☐ Olores/ Aromas
☐ Estrés en casa	☐ Movimiento
☐ comidas salteadas	☐ Tensión ocular
☐ Ansiedad	☐ _______________

Medidas de alivio

Medicación	
Agua	
Dormir	
Ejercicio	
Otros	
Otros	

Notas: _______________

Libro de migraña

Libro de migraña

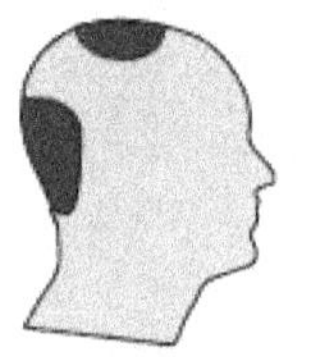 Cuello
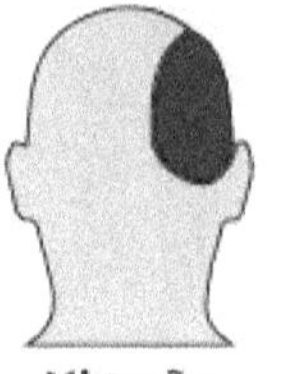 Migraña
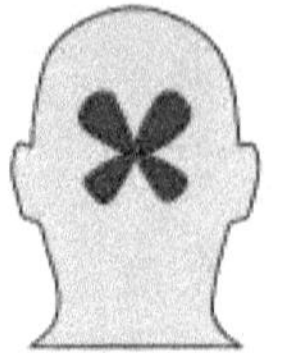 Sinus
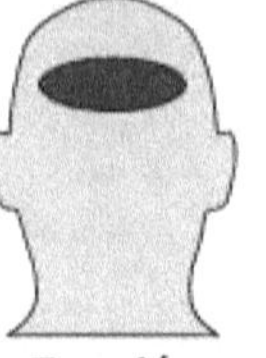 Tensión
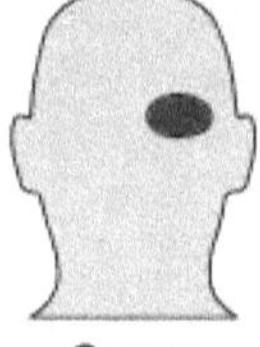 Grupo
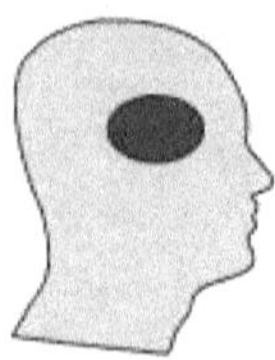 ATM

FECHA: _________________ TIEMPO [ ]: _________ _________

☐ ☐ ☐ ☐ ☐ ☐   🌡 _______

Intensidad del dolor

1	2	3	4	5	6	7	8	9	10

Disparadores

☐ Hambre	☐ Insomnio
☐ Luces brillantes	☐ Enfermedad
☐ Café	☐ Cansancio
☐ Estrés en el trabajo	☐ Olores/ Aromas
☐ Estrés en casa	☐ Movimiento
☐ comidas salteadas	☐ Tensión ocular
☐ Ansiedad	☐ _____________

Medidas de alivio

Medicación	
Agua	
Dormir	
Ejercicio	
Otros	
Otros	

Notas: _____________________________________

Libro de migraña

Libro de migraña

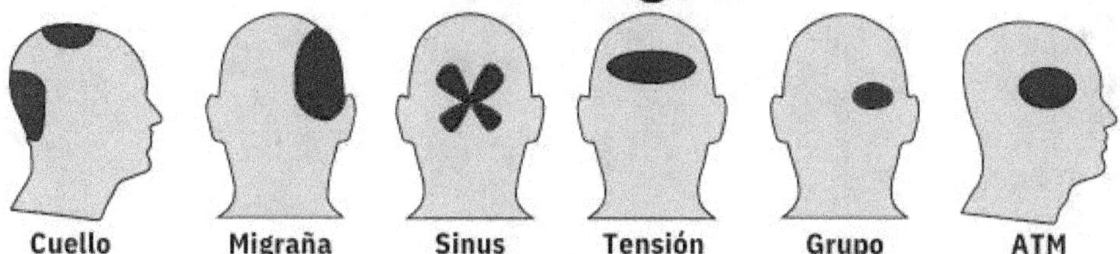

FECHA: _______________   TIEMPO [ ]: __________   __________

☐   ☐   ☐   ☐   ☐   ☐   🌡 _________

Intensidad del dolor

1	2	3	4	5	6	7	8	9	10

Disparadores

☐ Hambre	☐ Insomnio
☐ Luces brillantes	☐ Enfermedad
☐ Café	☐ Cansancio
☐ Estrés en el trabajo	☐ Olores/ Aromas
☐ Estrés en casa	☐ Movimiento
☐ comidas salteadas	☐ Tensión ocular
☐ Ansiedad	☐ _______________

Medidas de alivio

Medicación	
Agua	
Dormir	
Ejercicio	
Otros	
Otros	

Notas:

Libro de migraña

Libro de migraña

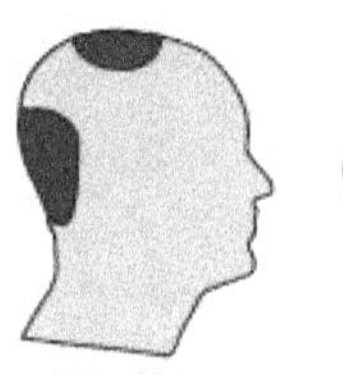
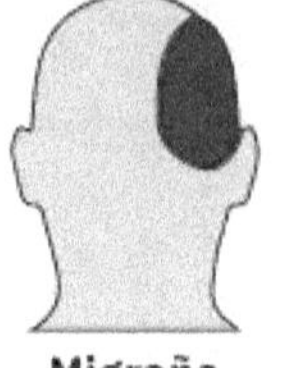
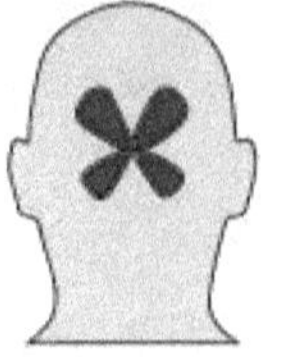
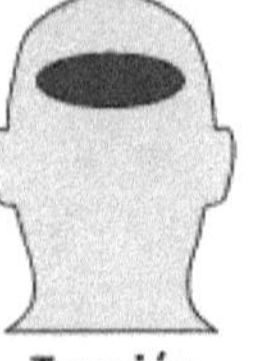
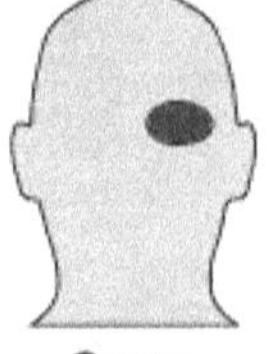
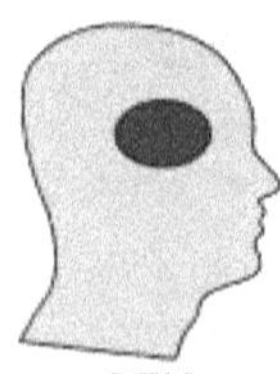

Cuello	Migraña	Sinus	Tensión	Grupo	ATM

FECHA: ______________________ **TIEMPO [ ]:** ____________ ____________

☐ ☐ ☐ ☐ ☐ ☐ 🌡 ____________

Intensidad del dolor

1	2	3	4	5	6	7	8	9	10

Disparadores

☐ Hambre	☐ Insomnio
☐ Luces brillantes	☐ Enfermedad
☐ Café	☐ Cansancio
☐ Estrés en el trabajo	☐ Olores/ Aromas
☐ Estrés en casa	☐ Movimiento
☐ comidas salteadas	☐ Tensión ocular
☐ Ansiedad	☐ _______________

Medidas de alivio

Medicación	
Agua	
Dormir	
Ejercicio	
Otros	
Otros	

Notas: _______________________________________

Libro de migraña

Libro de migraña

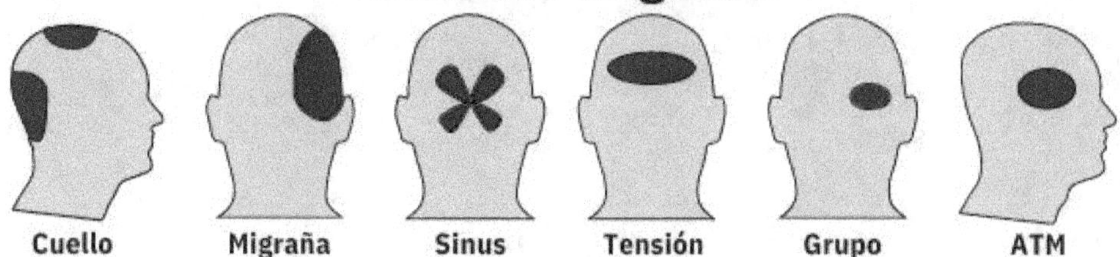

FECHA: _______________ TIEMPO [ ]: _________ _________

Intensidad del dolor

1	2	3	4	5	6	7	8	9	10

Disparadores

- ☐ Hambre
- ☐ Luces brillantes
- ☐ Café
- ☐ Estrés en el trabajo
- ☐ Estrés en casa
- ☐ comidas salteadas
- ☐ Ansiedad
- ☐ Insomnio
- ☐ Enfermedad
- ☐ Cansancio
- ☐ Olores/ Aromas
- ☐ Movimiento
- ☐ Tensión ocular
- ☐ ___________________

Medidas de alivio

Medicación	
Agua	
Dormir	
Ejercicio	
Otros	
Otros	

Notas: ____

Libro de migraña

Libro de migraña

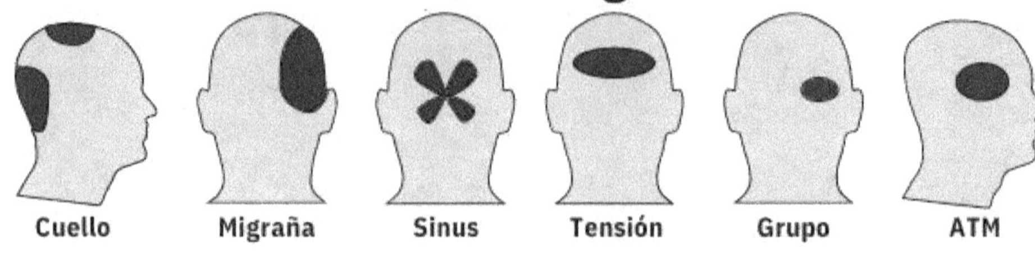

FECHA: _______________   TIEMPO [ ]: _________ _________

☐   ☐   ☐   ☐   ☐   ☐

Intensidad del dolor

1	2	3	4	5	6	7	8	9	10

Disparadores

☐ Hambre	☐ Insomnio
☐ Luces brillantes	☐ Enfermedad
☐ Café	☐ Cansancio
☐ Estrés en el trabajo	☐ Olores/ Aromas
☐ Estrés en casa	☐ Movimiento
☐ comidas salteadas	☐ Tensión ocular
☐ Ansiedad	☐ _____________

Medidas de alivio

Medicación	
Agua	
Dormir	
Ejercicio	
Otros	
Otros	

Notas: _______________________________

Libro de migraña

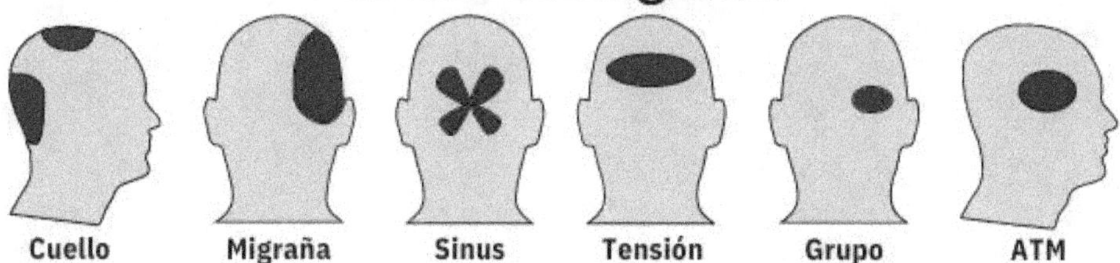

FECHA: ________________   **TIEMPO [ ]:** __________   __________

Intensidad del dolor

1	2	3	4	5	6	7	8	9	10

Disparadores

- ☐ Hambre
- ☐ Luces brillantes
- ☐ Café
- ☐ Estrés en el trabajo
- ☐ Estrés en casa
- ☐ comidas salteadas
- ☐ Ansiedad
- ☐ Insomnio
- ☐ Enfermedad
- ☐ Cansancio
- ☐ Olores/ Aromas
- ☐ Movimiento
- ☐ Tensión ocular
- ☐ ________________

Medidas de alivio

Medicación	
Agua	
Dormir	
Ejercicio	
Otros	
Otros	

Notas:

Libro de migraña

Libro de migraña

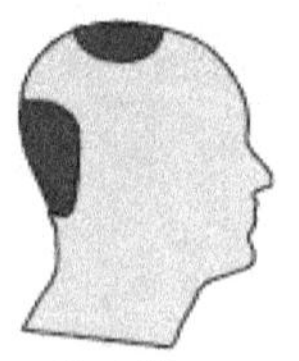 Cuello
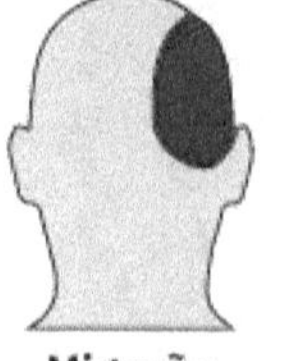 Migraña
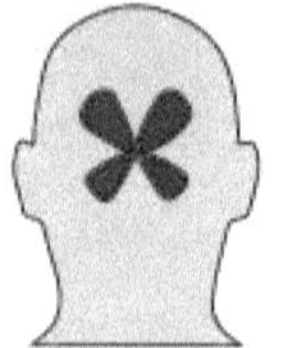 Sinus
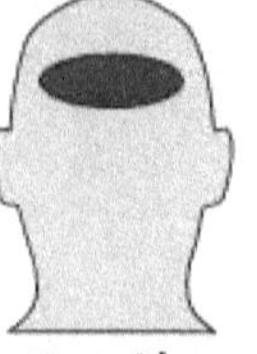 Tensión
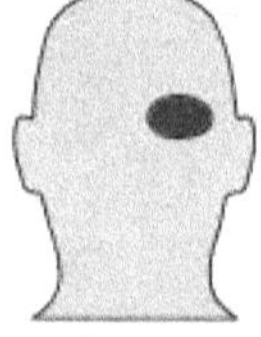 Grupo
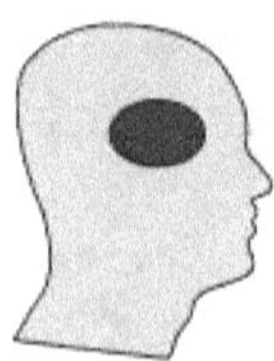 ATM

FECHA: _______________   TIEMPO [ ]: _______________ _______________

☐ ☐ ☐ ☐ ☐ ☐

Intensidad del dolor

1	2	3	4	5	6	7	8	9	10

Disparadores

☐ Hambre   ☐ Insomnio
☐ Luces brillantes   ☐ Enfermedad
☐ Café   ☐ Cansancio
☐ Estrés en el trabajo   ☐ Olores/ Aromas
☐ Estrés en casa   ☐ Movimiento
☐ comidas salteadas   ☐ Tensión ocular
☐ Ansiedad   ☐ _______________

Medidas de alivio

Medicación	
Agua	
Dormir	
Ejercicio	
Otros	
Otros	

Notas:

Libro de migraña

Libro de migraña

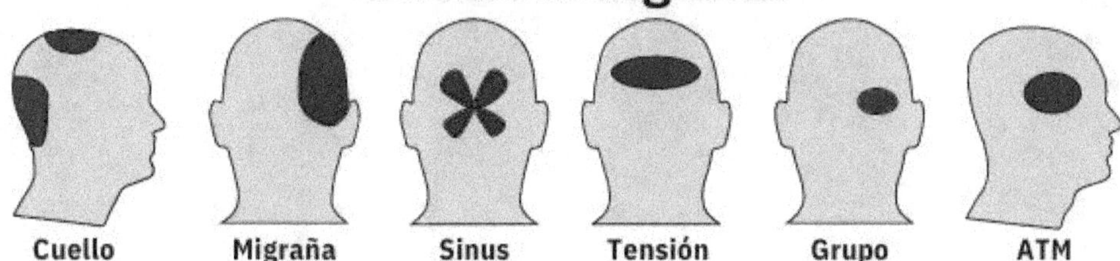

FECHA: _________________   TIEMPO [ ]: __________ __________

☐ ☐ ☐ ☐ ☐ ☐ 🌡 ________

Intensidad del dolor

1	2	3	4	5	6	7	8	9	10

Disparadores

☐ Hambre	☐ Insomnio
☐ Luces brillantes	☐ Enfermedad
☐ Café	☐ Cansancio
☐ Estrés en el trabajo	☐ Olores/ Aromas
☐ Estrés en casa	☐ Movimiento
☐ comidas salteadas	☐ Tensión ocular
☐ Ansiedad	☐ _______________

Medidas de alivio

Medicación	
Agua	
Dormir	
Ejercicio	
Otros	
Otros	

Notas: _______________________________

Libro de migraña

Libro de migraña

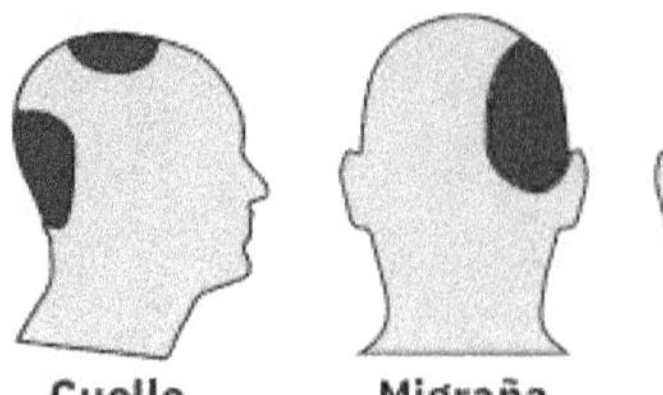
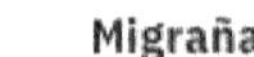

Cuello	Migraña	Sinus	Tensión	Grupo	ATM

FECHA: _______________   **TIEMPO [ ]:** _____________ _____________

Intensidad del dolor

1	2	3	4	5	6	7	8	9	10

Disparadores

- ☐ Hambre
- ☐ Luces brillantes
- ☐ Café
- ☐ Estrés en el trabajo
- ☐ Estrés en casa
- ☐ comidas salteadas
- ☐ Ansiedad
- ☐ Insomnio
- ☐ Enfermedad
- ☐ Cansancio
- ☐ Olores/ Aromas
- ☐ Movimiento
- ☐ Tensión ocular
- ☐ _______________

Medidas de alivio

Medicación	
Agua	
Dormir	
Ejercicio	
Otros	
Otros	

Notas: _______________________________

Libro de migraña

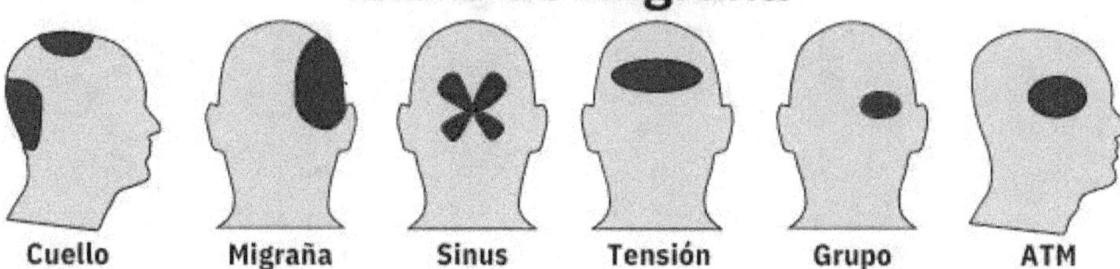

FECHA: _______________________ TIEMPO [ ]: _____________ ___________

Intensidad del dolor

1	2	3	4	5	6	7	8	9	10

Disparadores

- ☐ Hambre
- ☐ Luces brillantes
- ☐ Café
- ☐ Estrés en el trabajo
- ☐ Estrés en casa
- ☐ comidas salteadas
- ☐ Ansiedad
- ☐ Insomnio
- ☐ Enfermedad
- ☐ Cansancio
- ☐ Olores/ Aromas
- ☐ Movimiento
- ☐ Tensión ocular
- ☐ _______________

Medidas de alivio

Medicación	
Agua	
Dormir	
Ejercicio	
Otros	
Otros	

Notas:

Libro de migraña

Libro de migraña

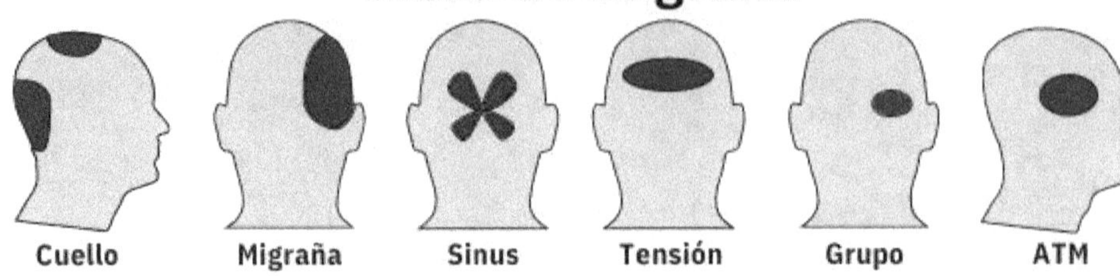

Cuello	Migraña	Sinus	Tensión	Grupo	ATM

FECHA: _______________   **TIEMPO [ ]:** _________ _________

☐ ☐ ☐ ☐ ☐ ☐

Intensidad del dolor

1	2	3	4	5	6	7	8	9	10

Disparadores

☐ Hambre	☐ Insomnio
☐ Luces brillantes	☐ Enfermedad
☐ Café	☐ Cansancio
☐ Estrés en el trabajo	☐ Olores/ Aromas
☐ Estrés en casa	☐ Movimiento
☐ comidas salteadas	☐ Tensión ocular
☐ Ansiedad	☐ ______________

Medidas de alivio

Medicación	
Agua	
Dormir	
Ejercicio	
Otros	
Otros	

Notas: _______________________________

Libro de migraña

Libro de migraña

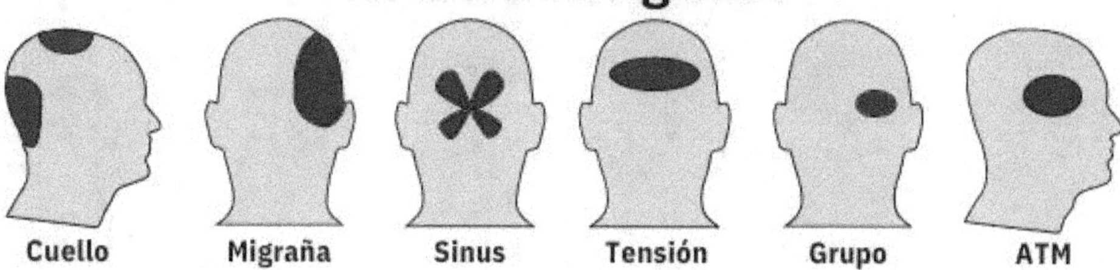

FECHA: _______________   **TIEMPO [ ]:** __________ __________

Intensidad del dolor

1	2	3	4	5	6	7	8	9	10

Disparadores

☐ Hambre   ☐ Insomnio

☐ Luces brillantes ☐ Enfermedad

☐ Café   ☐ Cansancio

☐ Estrés en el trabajo ☐ Olores/ Aromas

☐ Estrés en casa   ☐ Movimiento

☐ comidas salteadas ☐ Tensión ocular

☐ Ansiedad   ☐ _______________

Medidas de alivio

Medicación	
Agua	
Dormir	
Ejercicio	
Otros	
Otros	

Notas: ____

Libro de migraña

Libro de migraña

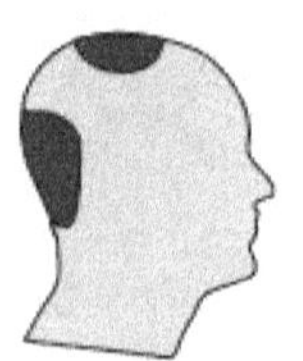

Cuello

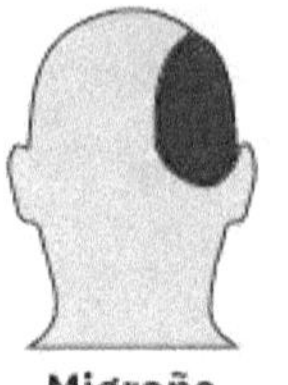

Migraña

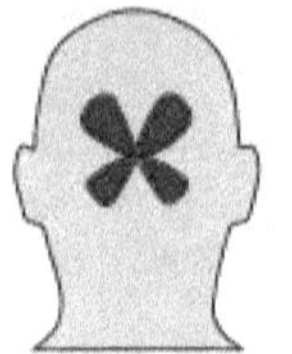

Sinus

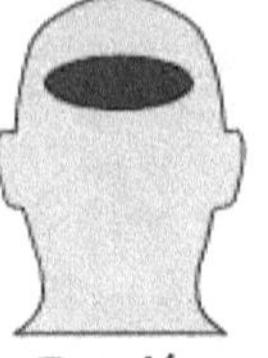

Tensión

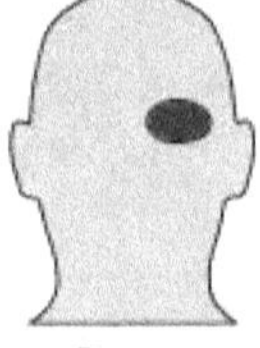

Grupo

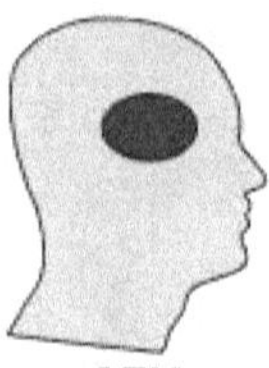

ATM

FECHA: ______________________   TIEMPO [ ]: ____________   ____________

Intensidad del dolor

1	2	3	4	5	6	7	8	9	10

Disparadores

- ☐ Hambre
- ☐ Luces brillantes
- ☐ Café
- ☐ Estrés en el trabajo
- ☐ Estrés en casa
- ☐ comidas salteadas
- ☐ Ansiedad

- ☐ Insomnio
- ☐ Enfermedad
- ☐ Cansancio
- ☐ Olores/ Aromas
- ☐ Movimiento
- ☐ Tensión ocular
- ☐ ______________

Medidas de alivio

Medicación	
Agua	
Dormir	
Ejercicio	
Otros	
Otros	

Notas: ________________________

Libro de migraña

Libro de migraña

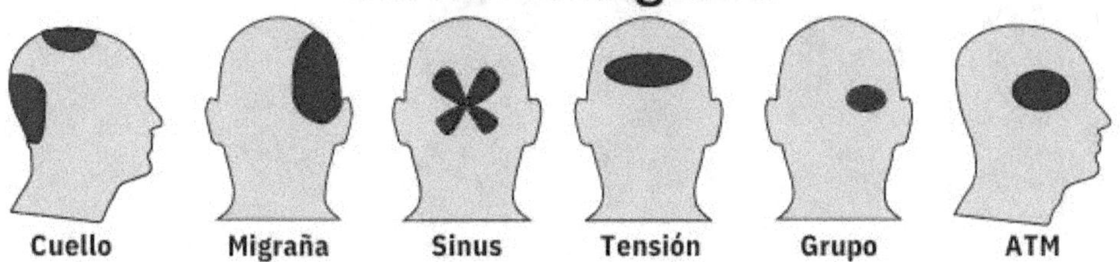

| Cuello | Migraña | Sinus | Tensión | Grupo | ATM |

FECHA: _________________   **TIEMPO [ ]:** _________   _________

Intensidad del dolor

1	2	3	4	5	6	7	8	9	10

Disparadores

☐ Hambre

☐ Luces brillantes

☐ Café

☐ Estrés en el trabajo

☐ Estrés en casa

☐ comidas salteadas

☐ Ansiedad

☐ Insomnio

☐ Enfermedad

☐ Cansancio

☐ Olores/ Aromas

☐ Movimiento

☐ Tensión ocular

☐ ___________________

Medidas de alivio

Medicación	
Agua	
Dormir	
Ejercicio	
Otros	
Otros	

Notas: _______________________________________

Libro de migraña

Libro de migraña

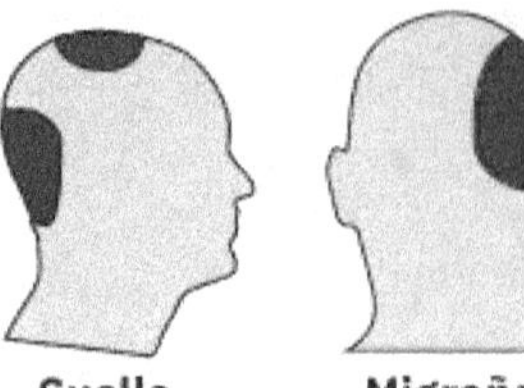
Cuello

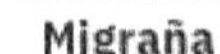
Migraña

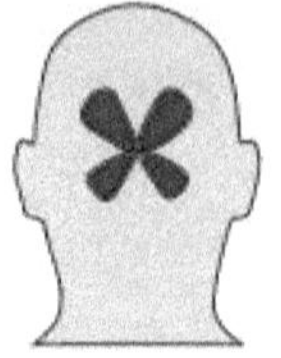
Sinus

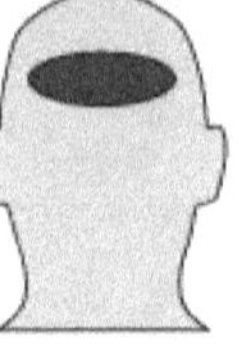
Tensión

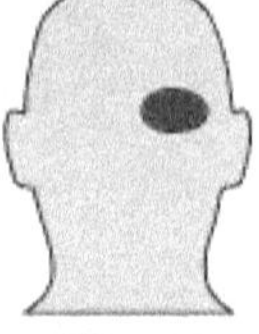
Grupo

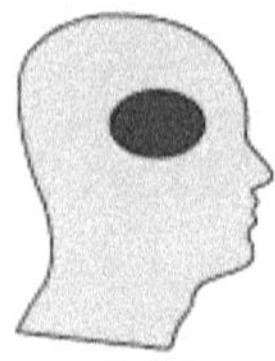
ATM

FECHA: _______________________   TIEMPO [ ]: ___________ ___________

☐ ☐ ☐ ☐ ☐ ☐

Intensidad del dolor

1	2	3	4	5	6	7	8	9	10

Disparadores

☐ Hambre		☐ Insomnio
☐ Luces brillantes		☐ Enfermedad
☐ Café		☐ Cansancio
☐ Estrés en el trabajo		☐ Olores/ Aromas
☐ Estrés en casa		☐ Movimiento
☐ comidas salteadas		☐ Tensión ocular
☐ Ansiedad		☐ _______________

Medidas de alivio

Medicación	
Agua	
Dormir	
Ejercicio	
Otros	
Otros	

Notas: ____

Libro de migraña

Libro de migraña

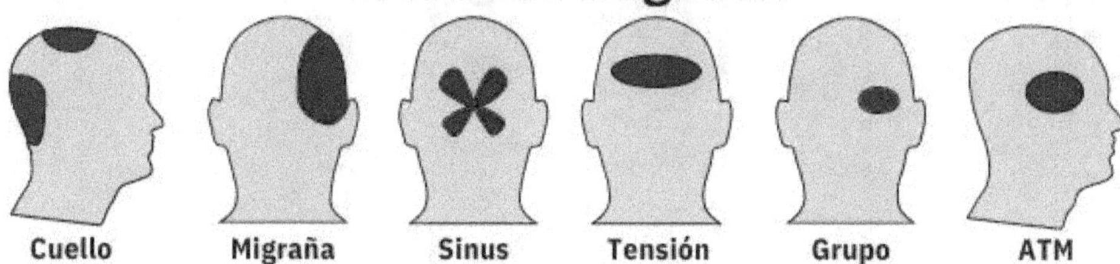

FECHA: _________________   TIEMPO [ ]: __________ __________

☐   ☐   ☐   ☐   ☐   ☐   🌡 __________

Intensidad del dolor

1	2	3	4	5	6	7	8	9	10

Disparadores

☐ Hambre	☐ Insomnio
☐ Luces brillantes	☐ Enfermedad
☐ Café	☐ Cansancio
☐ Estrés en el trabajo	☐ Olores/ Aromas
☐ Estrés en casa	☐ Movimiento
☐ comidas salteadas	☐ Tensión ocular
☐ Ansiedad	☐ ________________

Medidas de alivio

Medicación	
Agua	
Dormir	
Ejercicio	
Otros	
Otros	

Notas: _______________________________________

Libro de migraña

Libro de migraña

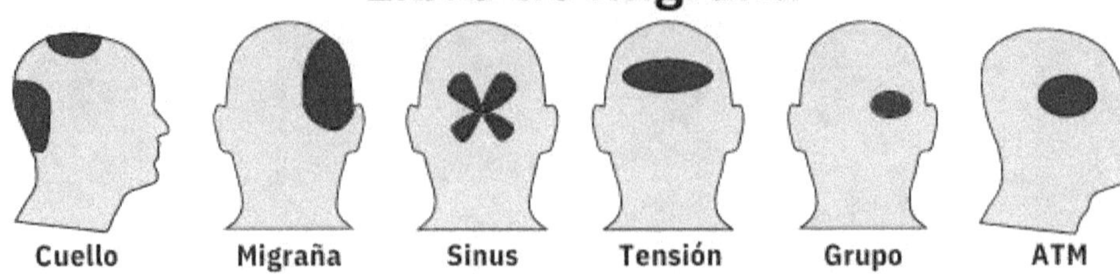

FECHA: _______________   TIEMPO [ ]: _________ __________

☐   ☐   ☐   ☐   ☐   ☐   🌡 _______

Intensidad del dolor

1	2	3	4	5	6	7	8	9	10

Disparadores

☐ Hambre	☐ Insomnio
☐ Luces brillantes	☐ Enfermedad
☐ Café	☐ Cansancio
☐ Estrés en el trabajo	☐ Olores/ Aromas
☐ Estrés en casa	☐ Movimiento
☐ comidas salteadas	☐ Tensión ocular
☐ Ansiedad	☐ _______________

Medidas de alivio

Medicación	
Agua	
Dormir	
Ejercicio	
Otros	
Otros	

Notas: _______________

Libro de migraña

Libro de migraña

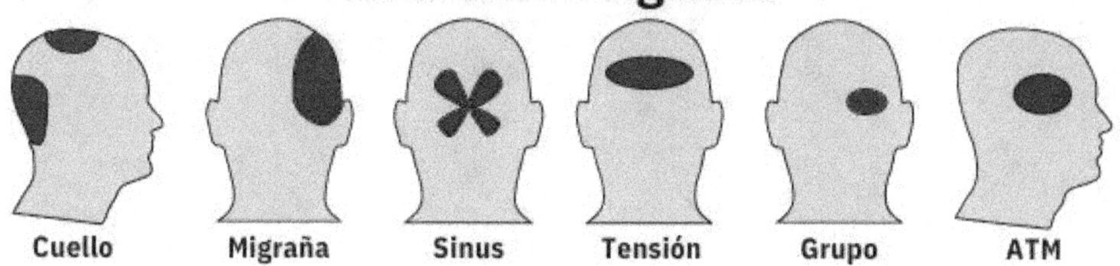

FECHA: _______________   TIEMPO [ ]: __________ __________

☐ ☐ ☐ ☐ ☐ ☐

Intensidad del dolor

1	2	3	4	5	6	7	8	9	10

Disparadores

☐ Hambre	☐ Insomnio
☐ Luces brillantes	☐ Enfermedad
☐ Café	☐ Cansancio
☐ Estrés en el trabajo	☐ Olores/ Aromas
☐ Estrés en casa	☐ Movimiento
☐ comidas salteadas	☐ Tensión ocular
☐ Ansiedad	☐ ________________

Medidas de alivio

Medicación	
Agua	
Dormir	
Ejercicio	
Otros	
Otros	

Notas: _______________________

Libro de migraña
Libro de migraña

Libro de migraña

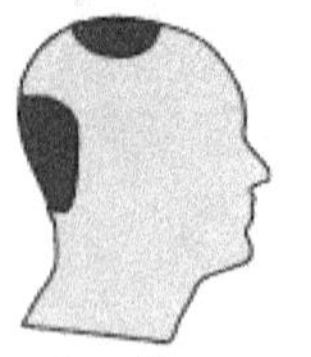 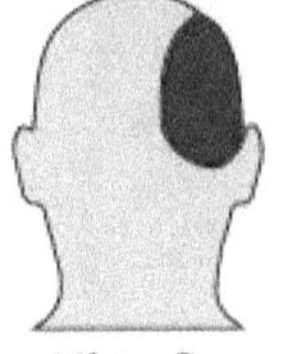 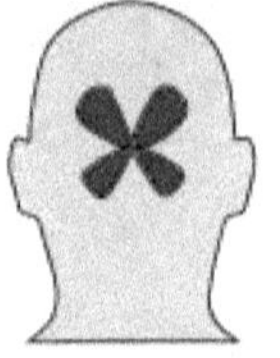 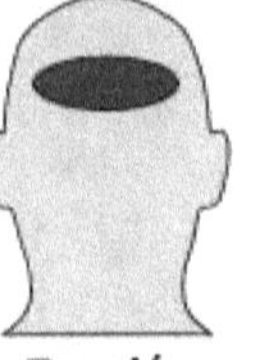 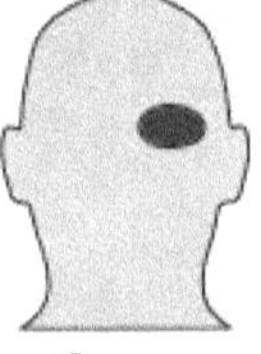 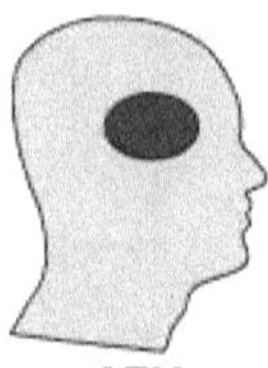

| Cuello | Migraña | Sinus | Tensión | Grupo | ATM |

FECHA: _______________   **TIEMPO [ ]:** _______________

Intensidad del dolor

1	2	3	4	5	6	7	8	9	10

Disparadores

- ☐ Hambre
- ☐ Luces brillantes
- ☐ Café
- ☐ Estrés en el trabajo
- ☐ Estrés en casa
- ☐ comidas salteadas
- ☐ Ansiedad

- ☐ Insomnio
- ☐ Enfermedad
- ☐ Cansancio
- ☐ Olores/ Aromas
- ☐ Movimiento
- ☐ Tensión ocular
- ☐ _______________

Medidas de alivio

Medicación	
Agua	
Dormir	
Ejercicio	
Otros	
Otros	

Notas: _______________

Libro de migraña

Libro de migraña

| Cuello | Migraña | Sinus | Tensión | Grupo | ATM |

FECHA: _________________ **TIEMPO [ ]:** _________ _________

☀ ☐ ⛅ ☐ 🌤 ☐ 🌦 ☐ 🌧 ☐ 🌨 ☐ 🌡 _________

Intensidad del dolor

| 1 | 2 | 3 | 4 | 5 | 6 | 7 | 8 | 9 | 10 |

Disparadores

☐ Hambre		☐ Insomnio	
☐ Luces brillantes		☐ Enfermedad	
☐ Café		☐ Cansancio	
☐ Estrés en el trabajo		☐ Olores/ Aromas	
☐ Estrés en casa		☐ Movimiento	
☐ comidas salteadas		☐ Tensión ocular	
☐ Ansiedad		☐ _____________	

Medidas de alivio

Medicación	
Agua	
Dormir	
Ejercicio	
Otros	
Otros	

Notas:

Libro de migraña

Libro de migraña

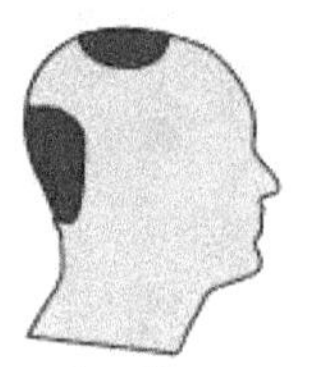
Cuello

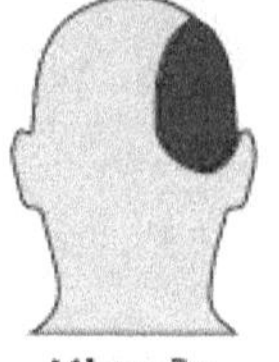
Migraña

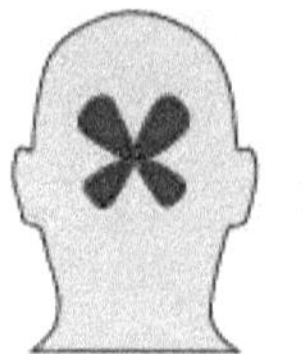
Sinus

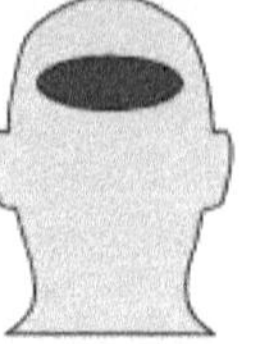
Tensión

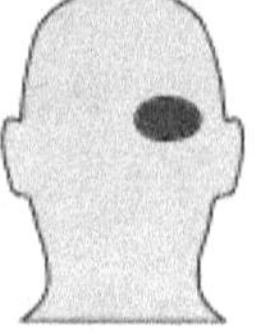
Grupo

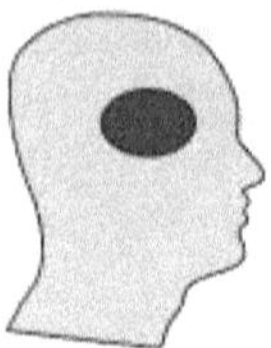
ATM

FECHA: _______________   TIEMPO [ ]: _________   _________

☐   ☐   ☐   ☐   ☐   ☐

Intensidad del dolor

1	2	3	4	5	6	7	8	9	10

Disparadores

☐ Hambre   ☐ Insomnio
☐ Luces brillantes   ☐ Enfermedad
☐ Café   ☐ Cansancio
☐ Estrés en el trabajo   ☐ Olores/ Aromas
☐ Estrés en casa   ☐ Movimiento
☐ comidas salteadas   ☐ Tensión ocular
☐ Ansiedad   ☐ _______________

Medidas de alivio

Medicación	
Agua	
Dormir	
Ejercicio	
Otros	
Otros	

Notas: _______________

Libro de migraña

Libro de migraña

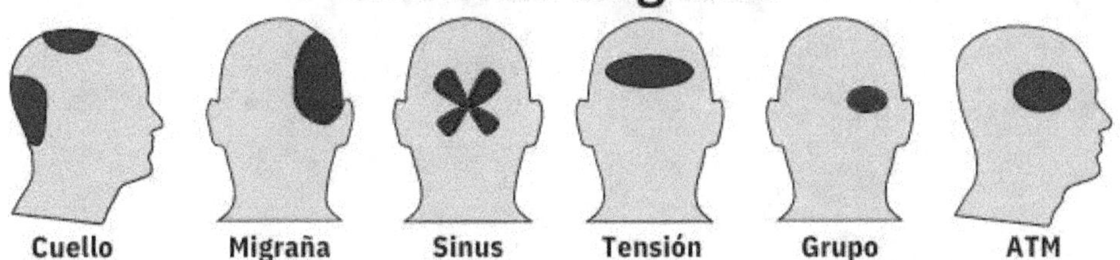

FECHA: _______________   **TIEMPO [ ]:** ___________ ___________

☐   ☐   ☐   ☐   ☐   ☐

Intensidad del dolor

1	2	3	4	5	6	7	8	9	10

Disparadores

☐ Hambre	☐ Insomnio
☐ Luces brillantes	☐ Enfermedad
☐ Café	☐ Cansancio
☐ Estrés en el trabajo	☐ Olores/ Aromas
☐ Estrés en casa	☐ Movimiento
☐ comidas salteadas	☐ Tensión ocular
☐ Ansiedad	☐ ______________

Medidas de alivio

Medicación	
Agua	
Dormir	
Ejercicio	
Otros	
Otros	

Notas: _______________________________

Libro de migraña

Libro de migraña

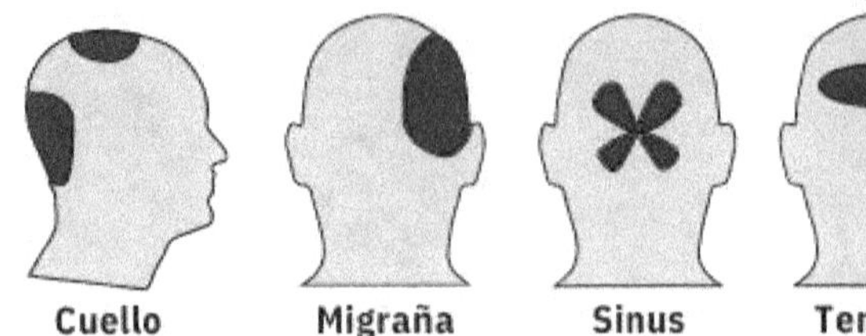
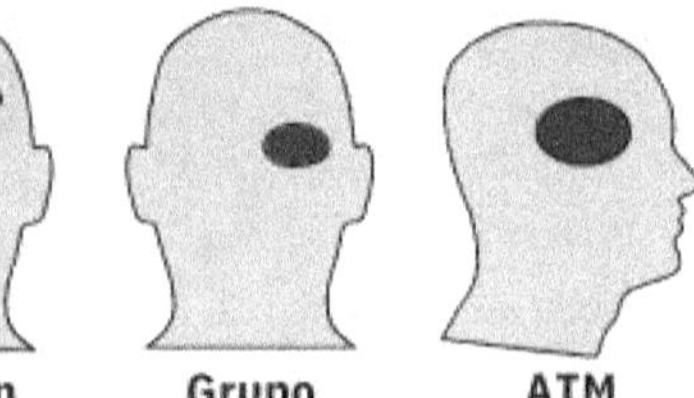

FECHA: _______________   **TIEMPO [ ]:** _______________ _______________

☐   ☐   ☐   ☐   ☐   ☐   🌡 _______________

Intensidad del dolor

1	2	3	4	5	6	7	8	9	10

Disparadores

☐ Hambre	☐ Insomnio
☐ Luces brillantes	☐ Enfermedad
☐ Café	☐ Cansancio
☐ Estrés en el trabajo	☐ Olores/ Aromas
☐ Estrés en casa	☐ Movimiento
☐ comidas salteadas	☐ Tensión ocular
☐ Ansiedad	☐ _______________

Medidas de alivio

Medicación	
Agua	
Dormir	
Ejercicio	
Otros	
Otros	

Notas: _______________

Libro de migraña

| Cuello | Migraña | Sinus | Tensión | Grupo | ATM |

Intensidad del dolor

| 1 | 2 | 3 | 4 | 5 | 6 | 7 | 8 | 9 | 10 |

Disparadores

- [ ] Hambre
- [ ] Luces brillantes
- [ ] Café
- [ ] Estrés en el trabajo
- [ ] Estrés en casa
- [ ] comidas salteadas
- [ ] Ansiedad
- [ ] Insomnio
- [ ] Enfermedad
- [ ] Cansancio
- [ ] Olores/ Aromas
- [ ] Movimiento
- [ ] Tensión ocular
- [ ] ___________________

Medidas de alivio

Medicación	
Agua	
Dormir	
Ejercicio	
Otros	
Otros	

Notas: ______________________________

Libro de migraña

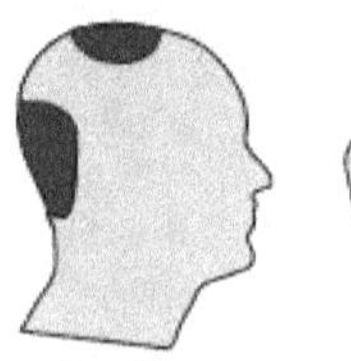
Cuello

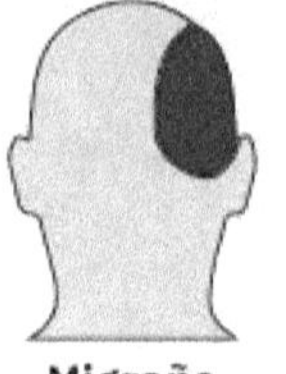
Migraña

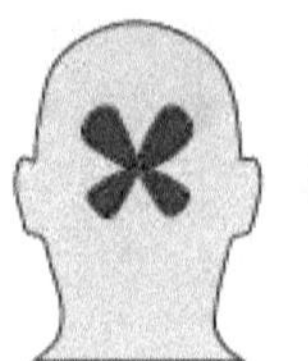
Sinus

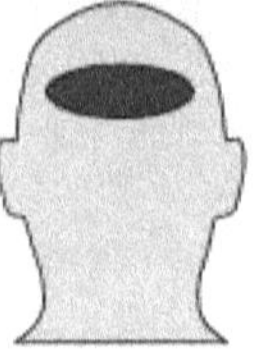
Tensión

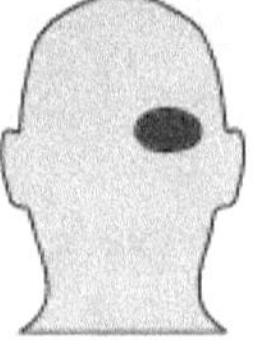
Grupo

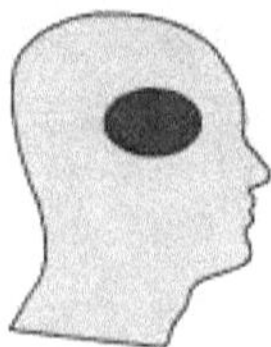
ATM

FECHA: ________________   TIEMPO [ ]: __________ __________

☐ ☐ ☐ ☐ ☐ ☐

Intensidad del dolor

1	2	3	4	5	6	7	8	9	10

Disparadores

☐ Hambre	☐ Insomnio
☐ Luces brillantes	☐ Enfermedad
☐ Café	☐ Cansancio
☐ Estrés en el trabajo	☐ Olores/ Aromas
☐ Estrés en casa	☐ Movimiento
☐ comidas salteadas	☐ Tensión ocular
☐ Ansiedad	☐ ______________

Medidas de alivio

Medicación	
Agua	
Dormir	
Ejercicio	
Otros	
Otros	

Notas: ____

Libro de migraña

Libro de migraña

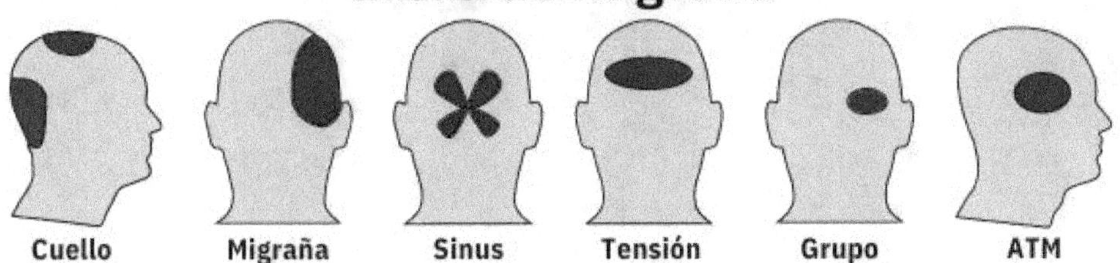

FECHA: _______________   TIEMPO [ ]: _________   _________

Intensidad del dolor

1	2	3	4	5	6	7	8	9	10

Disparadores

☐ Hambre	☐ Insomnio
☐ Luces brillantes	☐ Enfermedad
☐ Café	☐ Cansancio
☐ Estrés en el trabajo	☐ Olores/ Aromas
☐ Estrés en casa	☐ Movimiento
☐ comidas salteadas	☐ Tensión ocular
☐ Ansiedad	☐ _____________

Medidas de alivio

Medicación	
Agua	
Dormir	
Ejercicio	
Otros	
Otros	

Notas: _______________

Libro de migraña

Libro de migraña

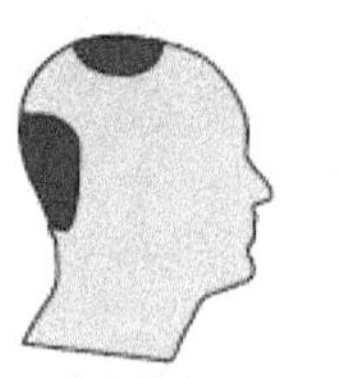 Cuello
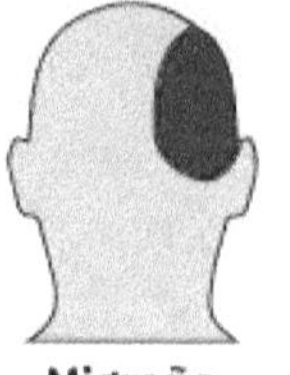 Migraña
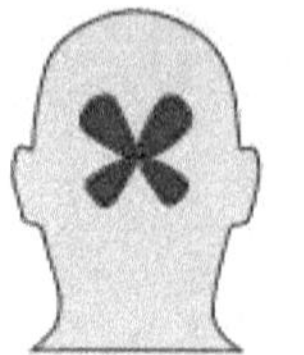 Sinus
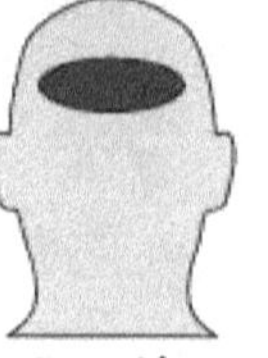 Tensión
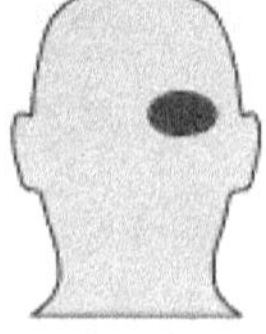 Grupo
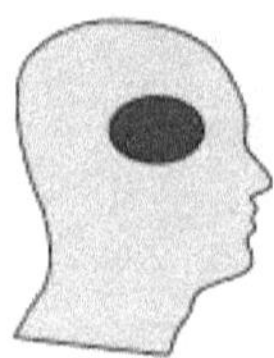 ATM

FECHA: _______________   TIEMPO [ ]: _______________

Intensidad del dolor

1	2	3	4	5	6	7	8	9	10

Disparadores

☐ Hambre   ☐ Insomnio

☐ Luces brillantes   ☐ Enfermedad

☐ Café   ☐ Cansancio

☐ Estrés en el trabajo   ☐ Olores/ Aromas

☐ Estrés en casa   ☐ Movimiento

☐ comidas salteadas   ☐ Tensión ocular

☐ Ansiedad   ☐ _______________

Medidas de alivio

Medicación	
Agua	
Dormir	
Ejercicio	
Otros	
Otros	

Notas:

Libro de migraña

Libro de migraña

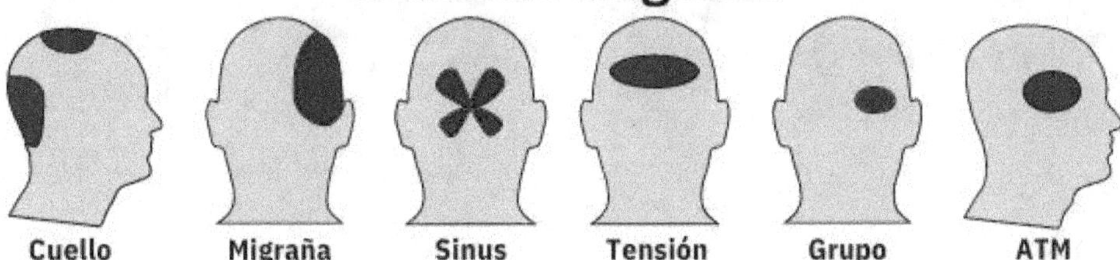

FECHA: ______________________   **TIEMPO [ ]:** ______________ ______________

☐   ☐   ☐   ☐   ☐   ☐

Intensidad del dolor

1	2	3	4	5	6	7	8	9	10

Disparadores

☐ Hambre	☐ Insomnio
☐ Luces brillantes	☐ Enfermedad
☐ Café	☐ Cansancio
☐ Estrés en el trabajo	☐ Olores/ Aromas
☐ Estrés en casa	☐ Movimiento
☐ comidas salteadas	☐ Tensión ocular
☐ Ansiedad	☐ ______________

Medidas de alivio

Medicación	
Agua	
Dormir	
Ejercicio	
Otros	
Otros	

Notas: ____

Libro de migraña

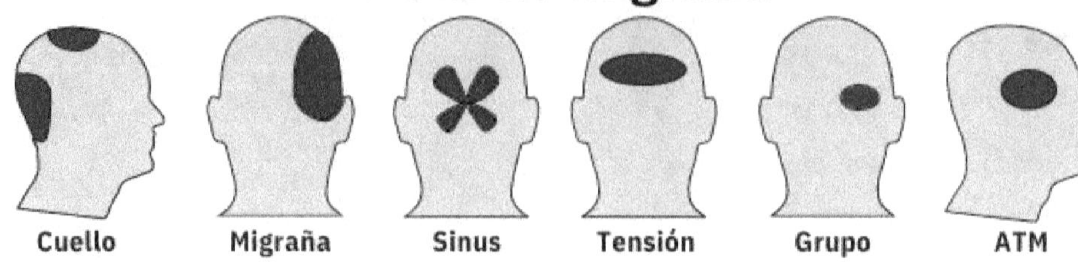

FECHA: _______________   **TIEMPO [ ]:** _______________   _______________

Intensidad del dolor

1	2	3	4	5	6	7	8	9	10

Disparadores

- [ ] Hambre
- [ ] Luces brillantes
- [ ] Café
- [ ] Estrés en el trabajo
- [ ] Estrés en casa
- [ ] comidas salteadas
- [ ] Ansiedad
- [ ] Insomnio
- [ ] Enfermedad
- [ ] Cansancio
- [ ] Olores/ Aromas
- [ ] Movimiento
- [ ] Tensión ocular
- [ ] _______________

Medidas de alivio

Medicación	
Agua	
Dormir	
Ejercicio	
Otros	
Otros	

Notas: ____

Libro de migraña

Libro de migraña

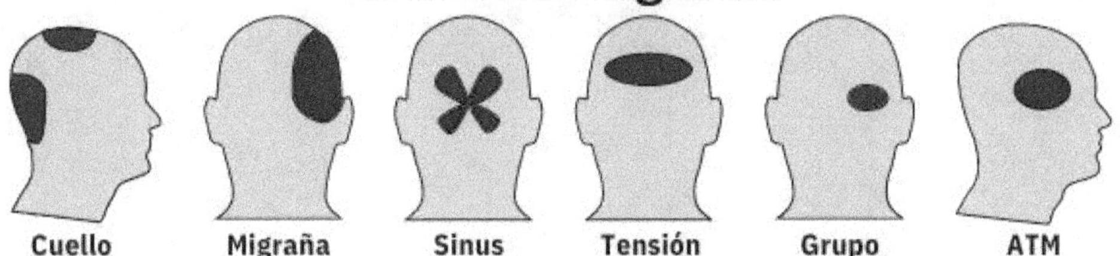

FECHA: _______________   TIEMPO [ ]: _______________ _______________

Intensidad del dolor

1	2	3	4	5	6	7	8	9	10

Disparadores

☐ Hambre	☐ Insomnio
☐ Luces brillantes	☐ Enfermedad
☐ Café	☐ Cansancio
☐ Estrés en el trabajo	☐ Olores/ Aromas
☐ Estrés en casa	☐ Movimiento
☐ comidas salteadas	☐ Tensión ocular
☐ Ansiedad	☐ _______________

Medidas de alivio

Medicación	
Agua	
Dormir	
Ejercicio	
Otros	
Otros	

Notas: _______________

Libro de migraña